ARBEITSGEMEINSCHAFT FÜR FORSCHUNG
DES LANDES NORDRHEIN-WESTFALEN

65. Sitzung
am 7. November 1956
in Düsseldorf

ARBEITSGEMEINSCHAFT FÜR FORSCHUNG
DES LANDES NORDRHEIN-WESTFALEN

HEFT 65

Wilhelm Tönnis

Die neuzeitliche Behandlung frischer
Schädelhirnverletzungen

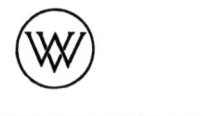

SPRINGER FACHMEDIEN WIESBADEN GMBH

ISBN 978-3-322-98352-7   ISBN 978-3-322-99089-1 (eBook)
DOI 10.1007/978-3-322-99089-1

© 1958 Springer Fachmedien Wiesbaden
Ursprünglich erschienen bei Westdeutscher Verlag 1958

Die neuzeitliche Behandlung frischer Schädelhirnverletzungen

Von Professor Dr. med. *Wilhelm Tönnis*, Köln

Nach *K. H. Bauer* steht unter den Todesursachen beim männlichen Geschlecht bis zum 45. Lebensjahr der Unfalltod an erster Stelle. Erst danach überwiegen Kreislauf- und Herzerkrankungen sowie Krebs. Erschütternder kann die augenblickliche Lage wohl kaum geschildert werden. Erschütternd, weil doch die größte Zahl der Verkehrsunfälle vermeidbar sein müßte! Dabei handelt es sich um wertvolle Jugend, die dem Volksleben wie der Volkswirtschaft verlorengeht. *K. H. Bauer* weist besonders auf den hohen Anteil der 20—22jährigen Motorradfahrer hin. Nicht minder bedeutungsvoll ist die um vieles größere Zahl der bleibend Geschädigten und Krüppel, die – sich selbst und ihrer Umwelt zur Last – auf die Hilfe der Allgemeinheit angewiesen sind. Kein Berufszweig erlebt diese unsinnige Situation so lebhaft und nachhaltig wie der Arzt und seine Mitarbeiter. Was kann er nun hier Entscheidendes helfen in der Behandlung und in der Verhütung?

Aus den statistischen Feststellungen von *K. H. Bauer* geht hervor, welchen Anteil die Kopfverletzungen hieran haben und welche Zunahme sie in den Nachkriegsjahren erfuhren. Sie verdienen deshalb besonderes Interesse. (Abb. 1).

Kopfverletzungen waren wohl die ersten Fälle, die ärztlich tätige Stammesgenossen (Priester oder Heilkundige) in grauester Vorzeit beschäftigten. Im Papyrus Smith (3½ Jahrtausende vor Christi Geburt) berichteten schon ägyptische Priesterärzte über Beobachtungen an Hirnverletzten mit genauen Behandlungsvorschriften. Die Schädelfunde der Inkazeit in Peru und in anderen Ländern lassen die Bemühungen der damaligen Priesterärzte erkennen. Altertum und Mittelalter haben — von unserem heutigen Standpunkt aus gesehen – keine wesentliche Förderung gebracht. Zwar finden wir schon bei *Hippokrates*, *Galenus* und *Celsus* sowie später bei *Berengarius* und Ambroise *Paré* die Bezeichnung „Commotio cerebri", aber erst *Boret* (1677) betont die Tatsache, daß eine Hirnerschütterung ohne Verletzung der Knochen, Gefäße und des Gehirns vorkomme. Die heutige Unterscheidung zwischen Commotio (Hirnerschütterung) Contusio (Hirnquetschung) und Compressio cerebri (Hirndruck) wird *Petit* 1785 zugeschrieben. Aber es bedurfte erst der Entwicklung der Hirnanatomie und -physiologie zu Anfang dieses Jahrhunderts und der klinischen Nervenheilkunde in den Jahren nach dem ersten Weltkriege, um diese Begriffe theoretisch abzugrenzen und klinisch anwenden zu können.

So klar auch die theoretische Definition erscheinen mochte, ihre praktische Anwendbarkeit ließ doch sehr zu wünschen übrig. Im Vordergrund stand für die Hirnerschütterung die Bewußtseinsstörung, dazu kamen Kopfschmerzen und Schwindelgefühl. Da ja die tieferen Teile des Gehirns – das sogenannte Stammhirn – die Regulationszentren für sämtliche Vorgänge im Körper beherbergen, mußten Ausfälle in dieser Richtung erwartet werden.

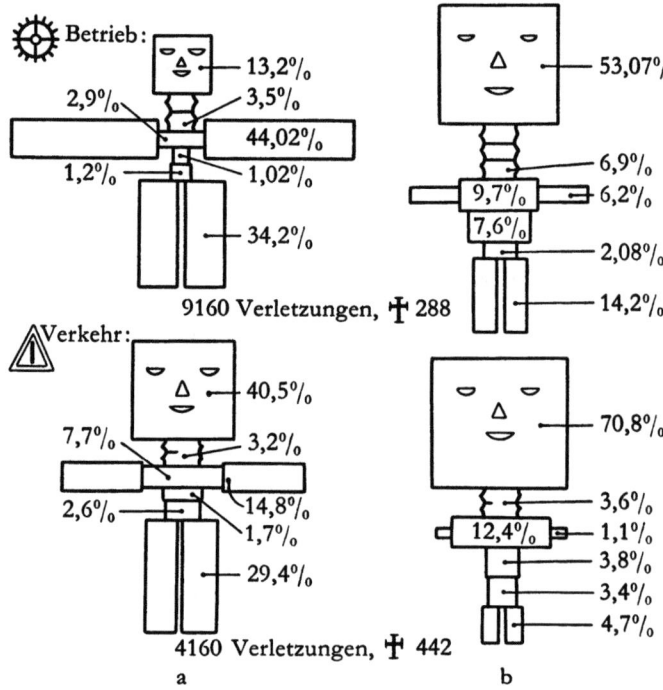

Abb. 1: Anteil der Kopfverletzten an der Zahl der Verletzten und Todesfälle bei Betriebs- und Verkehrsunfällen nach *K. H. Bauer*

Sie zeigten sich auf dem Gebiete des Kreislaufs, des Eiweiß-, Kohlehydrat- und Wasserhaushaltes, aber nur im akuten Stadium der Verletzungsfolgen. Daneben wurden Ausfälle des Großhirns in Form von Lähmungen, Gefühlsstörungen, Sprach- und Sehstörungen beobachtet, denen psychische Ausfälle verschiedenster Art parallel gingen.

Den behandelnden Arzt ebenso wie den Verletzten interessieren aber letzten Endes nicht die wissenschaftlichen Diskussionen um die Gestaltung der Begriffe, sondern allein die Frage, ob eine erfolgte traumatische Hirnschädigung rückbildungsfähig oder nur teilweise oder überhaupt nicht rückbildungsfähig ist. So haben wir – aus diesem Bedürfnis der Praxis heraus – im letzten Kriege und den nachfolgenden Jahren im Knappschaftskrankenhaus Bochum-Langendreer ein Vorgehen entwickelt, das den praktischen Bedürfnissen wohl am besten gerecht wird. Die einzige Möglichkeit, die Art der Hirnschädigung zu erkennen – ob reversibel oder nicht – bietet die Feststellung, wie lange die Funktionsausfälle im Einzelfall nachweisbar sind. Ausfälle infolge funktioneller Betriebsstörungen einzelner Hirnabschnitte verschwinden unseren Erfahrungen entsprechend innerhalb von 4 Tagen. Eine zweite Gruppe – kleinere Blutungen, Prellungsherde mit Ödemen – bildet sich innerhalb von 3 Wochen zurück. Die dritte Gruppe – Hirnquetschung – läßt Dauerausfälle zurück. Unter allen Ausfällen fanden wir am häufigsten die Kreislaufregulationsstörung in Form der orthostatischen Schwäche. Sie ist die Ursache des mit geringen Ausnahmen bei allen traumatischen Hirnschädigungen geklagten Schwindelgefühls. Sie läßt sich am sichersten durch die von *Schellong* empfohlene vergleichende Blutdruckmessung im Liegen und Stehen erfassen. Bei frischen Verletzungen – bei denen der Wechsel von horizontaler Lage in die senkrechte Stellung erfahrungsgemäß zu Kollapsen und Bewußtseinsstörungen führen kann – bedienten wir uns bei dieser Probe eines in jedem Neigungswinkel feststellbaren Kipptisches. So gelang es, bisher nicht erreichbare klare Unterscheidungen zwischen reversiblen und irreversiblen Störungen zu treffen, die bei einer fünfjährigen Beobachtung von 352 Fällen eine Fehlerquote von 5 % aufwiesen.

Neben diesen „gedeckten traumatischen Hirnschädigungen" stehen die „offenen Hirnverletzungen", d. h. die Verletzungen, die eine Verbindung des Schädelinnenraumes mit der Außenwelt bewirken. Bei ihnen bildet die Infektionsgefahr das entscheidende Problem. Es wurde durch die inzwischen erfolgte Entwicklung der Neurochirurgie und die anschließende Anwendung der Antibiotica im zweiten Weltkrieg und in den folgenden Jahren in den Hintergrund gedrängt.

Heute steht die Behandlung der Schockfolgen der Verletzung im Vordergrund. Die Erfahrungen der Kreislaufpathologie *(Duesberg* und *Schroeder)*, der Hirnphysiologie *(Max Schneider)* und eigene Beobachtungen bei der Versorgung der schweren frischen Hirnverletzungen haben hier entscheidende Fortschritte ermöglicht. Den Ausgangspunkt bildete die große Empfindlichkeit des Gehirns gegenüber Kreislauf- und Atemstörungen. Das ungewöhnlich große Sauerstoffbedürfnis des Gehirns gibt eine Berechnung von *Max Schneider* wieder (Abb. 2). Daraus folgt, daß unser erstes Ziel in der Behandlung frischer Schädelhirnverletzungen die Sicherstellung der Sauerstoffversorgung des Gehirns sein muß. Sie kann in Frage gestellt sein, einmal durch die Verlegung der Atemfläche der Lunge infolge Aspiration von Blut aus den verletzten Nasen-Rachen-Räumen und von Mageninhalt, der bei der allgemeinen Tonussenkung durch die Speiseröhre zurückfließt. Dazu kommt als zweites wesentliches Moment das Versagen des Sauerstofftransportes auf dem Blutwege infolge der posttraumatischen Kreislaufregulationsstörung.

Das gewohnte Bild der frischen Schädelhirnverletzung, das allgemein dem Schock zugeschrieben wird, läßt bereits die Reaktion des Organismus auf den traumatischen Schock erkennen.

	ccm / 100 g / Min.	Gesamthirn (1350 g) pro Min.	%	Gesamthirn pro Tag
Durchblutung	55	740 ccm	= 16,5% d. Herz-Min.-Vol. (in Ruhe)	1068 l
Sauerstoff-Verbrauch	3,2	43 ccm	= 20% d. Ges.-O$_2$-Aufn. des Körpers	62 l

Abb. 2: Durchblutung und Sauerstoffverbrauch des Gehirns. (Berechnet aus den Angaben von Schneider, Verh. d. Ges. Kreislauf. 1953)

Wir finden den Verletzten völlig puls- und reaktionslos. Die Haut ist grau-weiß, trocken und kalt. Der Puls ist zunächst nicht fühlbar, später sehr frequent. Die Atmung – nach vorübergehendem Stillstand – schnappend, später flach und regelmäßig. Dieses Symptomenbild ist die Folge einer reflektorischen Maßnahme des Organismus auf den Schock (Abb. 3). Er versucht durch Ausschaltung der Kreislaufperipherie die Blutversorgung der lebenswichtigen Organe zu erhalten. Dieser zweifellos lebensrettende Zustand kann aber nur eine begrenzte Zeit aufrechterhalten werden; denn während der Abschaltung der Kreislaufperipherie sammeln sich dort Stoffwechselabbauprodukte an, durch die schließlich eine Erweiterung der Peri-

Die neuzeitliche Behandlung frischer Schädelhirnverletzungen

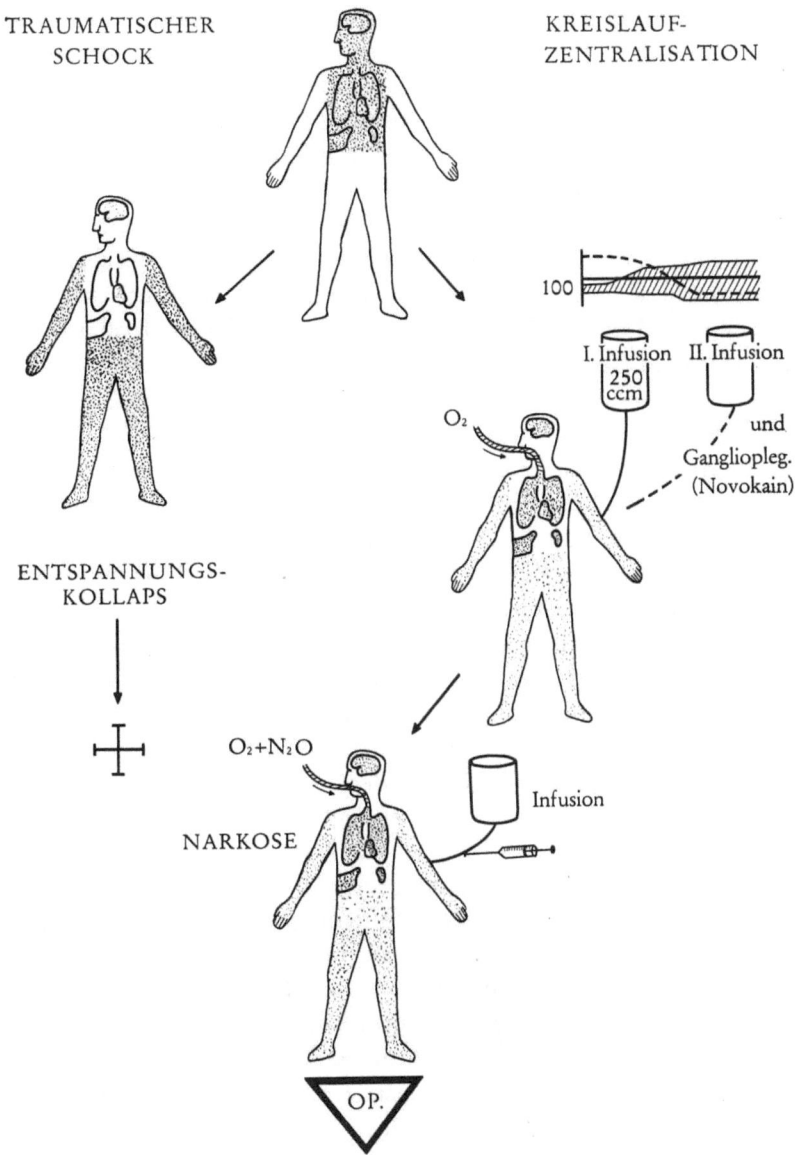

Abb. 3: Schematische Darstellung der Schockfolgen und ihrer Behandlung

pherie und dadurch bei der verkleinerten zirkulierenden Blutmenge schließlich ein plötzlicher Blutdruckabfall – ein irreversibler paralytischer Kreislaufkollaps – eintreten kann. Es wäre deshalb falsch, wie es bisher automatisch gehandhabt wurde, durch Anwendung von Cardiazol, Suprarenin oder Veritol die Engstellung der peripheren Kreislaufabschnitte noch künstlich zu verlängern oder durch zusätzliche Wärmeanwendung jeder Art, wie warme Betten, Lichtbügel oder warme Packungen die Kreislaufperipherie plötzlich zu erweitern, wodurch die zu kleine zirkulierende Blutmenge dorthin abströmen würde, so daß der erforderliche Nachschub zu Lunge und Herz fehlen und dann auf diesem Wege der paralytische Kollaps entstehen würde. Ganz im Gegenteil zu diesem in den Lehrbüchern noch oft empfohlenen Vorgehen muß in diesen Fällen durch Zuführung von Blut oder Blutersatzflüssigkeiten eine Vergrößerung der zirkulierenden Blutmenge zu erreichen versucht werden. Hierdurch vergrößert sich das Blutdepot der Lunge, das Angebot zum Herzen nimmt zu, mit Rückgang der Pulsfrequenz steigt das Schlagvolumen und die Blutdruckamplitude wird weiter. Zur gleichen Zeit wird der Atmungsfläche der Lunge besondere Beachtung geschenkt. Durch Absaugen von aspiriertem Blut oder Mageninhalt wird eine genügende Sauerstoffaufnahme wieder ermöglicht. Erst wenn durch diese Maßnahmen der Kreislauf wieder belastungsfähiger geworden ist, sucht man durch Zugabe von Ganglioplegica die Kreislaufzentralisation schrittweise abzubauen, damit die peripher angehäuften Stoffwechselprodukte abtransportiert werden können. Sie können dem nunmehr stabilisierten Kreislauf und den mit genügend Sauerstoff versorgten Kreislauf- und Atemzentren nicht mehr schaden.

Häufig besteht im Anfangsstadium der schweren Verletzung eine erhebliche motorische Unruhe, die zugleich mit der vegetativen Blockade gedämpft wird. Kommt es trotz der Maßnahmen im Laufe des Unfalltages oder am ersten Tage zu stärkerer Temperatursteigerung, so wirkt die vegetative Dämpfung dieser Entgleisung entgegen. Die zusätzliche physikalische Abkühlung, zu der man lediglich den Patienten abdecken muß und die Körperoberfläche mit dem Ventilator anbläst, ermöglicht es, wieder auf normale Temperatur zurückzukommen. Einzelheiten des technischen Vorgehens siehe in den Referaten von *Frowein* und *Loennecken* in *Tönnis*, Chirurgische Behandlung der frischen Schädel-Hirn-Verletzungen. – Beihefte z. Zbl. Neurochir., Nr. 1, 1958.

Diese Störungen sind die schwersten und bedrohlichsten. Sie müssen in den ersten 24 bis 48 Stunden zumindest prinzipiell überwunden sein.

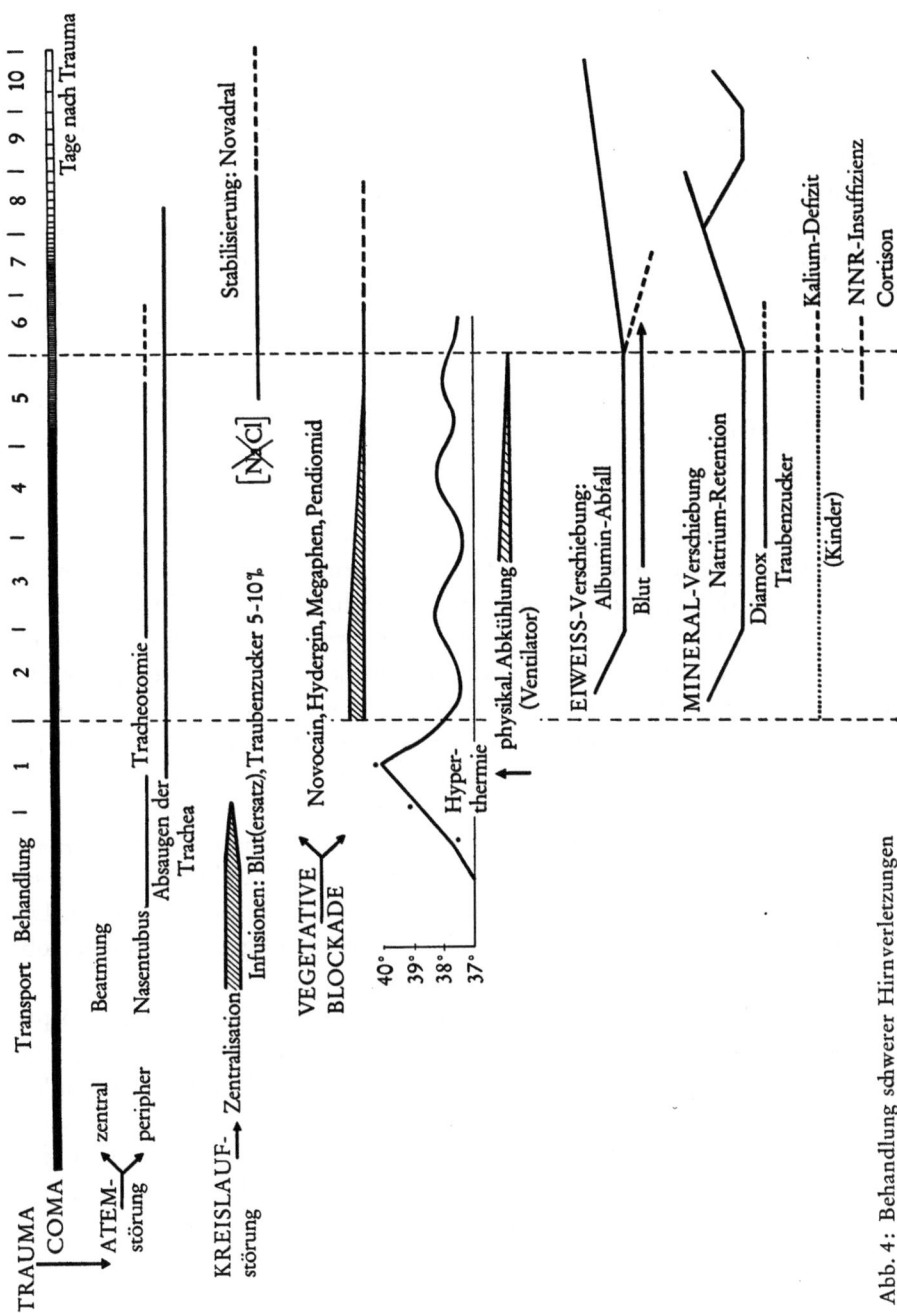

Abb. 4: Behandlung schwerer Hirnverletzungen

Vom 2. Tage nach der Verletzung an kommt ein neues Störungssystem hinzu (Abb. 4).

Es handelt sich um Veränderungen im *Eiweiß- und Mineralhaushalt*, die um so intensiver und nachhaltiger sind, je schwerer die Hirnverletzung gewesen ist[1].

Hinsichtlich des Blut-Eiweiß-Systems erkennt man, daß es etwa vom zweiten Tage nach der Verletzung an zu einer deutlichen *Verminderung der Albumine* kommt. Damit verbunden ist eine Senkung des onkotischen Druckes, das bedeutet eine erhebliche Verminderung des Wasserbindungsvermögens des Blutes. Gewöhnlich bessert sich diese Störung nach dem 5. Tage wieder, bei sehr schweren Störungen kann aber auch die Erholung fehlen. Die *Behandlung* dieser Blut-Eiweiß-Störung geschieht am besten durch Blutinfusion oder durch Blutersatzmittel.

Die Mineralkonzentration im Blute zeigt ebenfalls ein charakteristisches Verhalten.

Am *Blutkaliumspiegel* haben wir bei unseren Patienten, ebenso wie andere Autoren, keine systematische Veränderung nachweisen können. Es muß zur Zeit dahingestellt bleiben, inwieweit hämolytische Vorgänge diese Befunde verschleiern. Extreme Verminderungen des Blutkaliumspiegels sind aber bei den Erwachsenen wegen der großen Kalium-Reserve des Organismus in den ersten Tagen der Verletzung auch gar nicht zu erwarten. Anders ist es bei den Kindern, wo die Gesamtkaliumreserve geringer ist. Im allgemeinen braucht man die Kaliumverluste erst von der 2. Woche ab zu ersetzen, sofern dann noch keine normale Ernährung möglich ist.

Für den Verlauf viel wichtiger erscheint uns das Verhalten des *Natriums*. Vom 2. Tage nach dem Unfall an sinkt nämlich die Natriumkonzentration im Urin, während die Kaliumkonzentration gleichbleibt oder zunimmt. Die Natriumausscheidung kann sogar praktisch vollständig verschwinden, obgleich noch ausreichend Urin ausgeschieden wird.

Es erscheint uns deshalb heute überflüssig und sogar falsch, dem Körper noch weiter Natrium in dieser Zeit zuzuführen, etwa durch Infusionen von Kochsalzlösungen. Im Gegenteil muß die *Natrium-Retention* behandelt werden. Das geschieht dadurch, daß man medikamentös die Na-Rückresorption in der Niere verhindert (heute am besten durch Diamox) und daß weiterhin eine ausreichende Flüssigkeitsmenge für die Diurese bereitgestellt wird. Wenn also neben Blut und Blutersatzflüssigkeiten noch Infusio-

[1] Ausführliche Darstellung bei *Brilmayer, Frowein* u. *Mortillaro* (Sistema nervoso, Genua 1956, 6, 388–395).

nen gemacht werden müssen, so geben wir 1000 bis 2000 ccm Traubenzuckerlösung 5–10%ig am Tag. Der Traubenzucker ist der ideale Energiespender für die Zelle, um die Mineralstörung wieder zu beseitigen.

Wenn bei sehr schweren Verletzungen die Erholung auch nach dem 5. Tag trotz der geschilderten Maßnahmen nicht wieder einsetzt, so muß man mit einer zunehmenden Nebennierenrindeninsuffizienz rechnen. Von diesem Zeitpunkt an wird man daher auch die Nebennierenrinde durch Cortison unterstützen müssen.

Damit gliedert sich die Behandlung des akuten Stadiums der schweren Schädelhirnverletzungen für unsere Maßnahmen in 3 Phasen:

I. *Atem- und Kreislaufstörungen* während der ersten 24 bis 48 Stunden.
   Behandlung: Wiederbelebung der Atmung, Freihalten der Atmung, Infusionen von Blut und Blutersatzflüssigkeit, vegetative Blockade.
   Dadurch gleichzeitige Dämpfung der motorischen *Unruhe* und der *Hyperthermie*.

II. Vom 2. Tage an außerdem Behandlung der nun einsetzenden Störungen im *Eiweiß- und Mineralhaushalt*.
    Behandlung: Bekämpfung des Albuminabfalls durch Blut und Blutersatzmittel.
    Bekämpfung der Natrium-Retention durch Diamox und Traubenzucker-Infusionen.

III. Am Ende der ersten Woche und im weiteren Verlauf insbesondere Beachtung der *Nebennierenrindeninsuffizienz*.

Im weiteren Verlauf einer Hirnverletzung spielt wohl die größte Rolle das die Hirnwunde umgebende *Hirnödem*, das infolge reaktiver Kreislaufstörungen eine regelmäßige Begleiterscheinung dieser Verletzungen bildet. Der Fall einer Boxverletzung möge das erläutern (Abb. 5, 6 und 7).

Die Luftdarstellung der Hirnkammern am 5. Tage nach der Verletzung läßt die Volumenzunahme der geschädigten ödematösen rechten Großhirnhälfte an Hand der Verdrängung des zusammengepreßten Ventrikels nach links erkennen. Nach 11 Wochen sehen wir als Endzustand dieser Verletzungsfolgen eine sehr beträchtliche Erweiterung der Hirnkammern als Ausdruck des Hirnschwundes infolge der traumatischen Hirnschädigung.

Heute begegnen wir dieser Hirnatrophie durch die Verwendung der Ganglioplegica. Sehr anschaulich läßt dieses der folgende Fall einer Schußverletzung des rechten Stirnhirns erkennen (Abb. 8–11).

S. F., 20 J. Am 31. 10. 1954 durch Selbstauslösung des Jagdgewehres Impressionsschußverletzung rechts frontal. Bewußtseinstrübung. Halbseitenparese links.

Operation am gleichen Tage: Ausräumung einer großen Hirntrümmerhöhle und kleinapfelgroßen Splitterpyramide, die das rechte Vorderhorn breit geöffnet hat. Dura genäht. Postoperativ Pendiomid-Behandlung bis zum 6. Tage (Abb. 8). Gleichzeitig langsame Aufhellung der wechselnd starken Bewußtseinstrübung und rasche Rückbildung der Halbseitenparese. Encephalographie am 28. Tage nach der Verletzung: Nur geringe Erweiterung der Ventrikel, besonders des rechten Vorderhorns.

Die Luftdarstellung der Hirnkammern nach 4 Wochen läßt keine wesentliche Erweiterung, d. h. Hirnatrophie, erkennen. Dem entsprach auch der klinische Nachuntersuchungsbefund, der keinerlei Hirnleistungsschwäche aufwies (Abb. 11).

Unter den Komplikationen der offenen wie gedeckten Hirnverletzungen spielen die *Blutungen, Aneurysmen* und *Liquorfisteln* wie *Pneumatozelen*

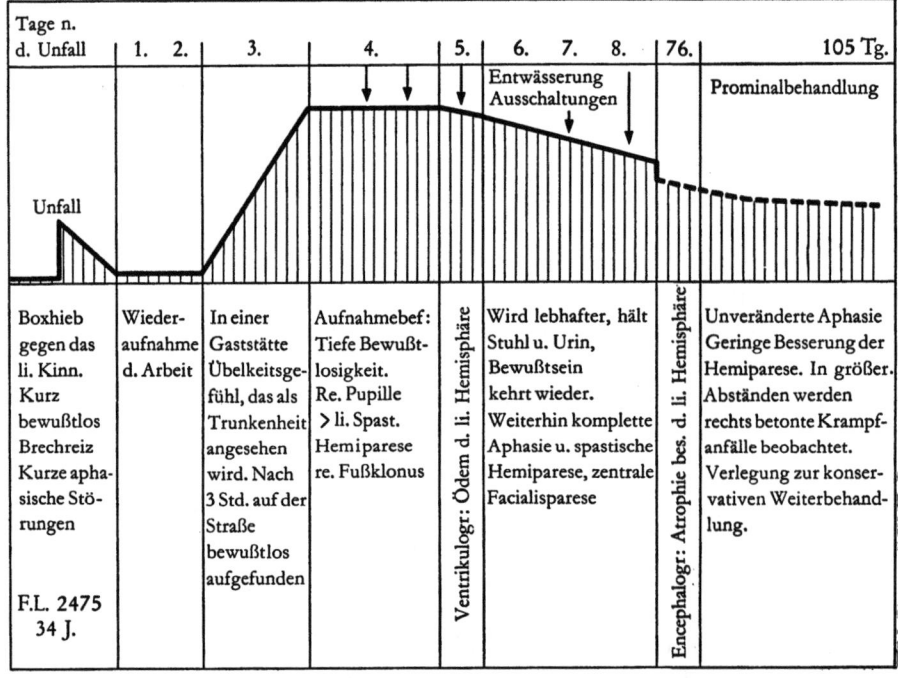

Abb. 5: Verlaufsschema nach Boxhiebverletzung
(weitere Angaben im Text, vgl. auch Abb. 6 und 7). — Anstelle einer Ventrikulographie wäre heute eine möglichst frühzeitige Angiographie vorzuziehen [2].

zahlenmäßig eine wesentlich geringere Rolle als das Hirnödem und die zentralen Regulationsstörungen. Trotzdem verdienen sie eine besondere Beachtung: 1. weil sie nur operativ behandelt werden können, und 2. weil ihre Prognose bei rechtzeitiger Behandlung recht befriedigend ist.

[2] s. *Tönnis,* Hefte zur Unfallheilk. 60. Jahrg., Kongreßbericht.

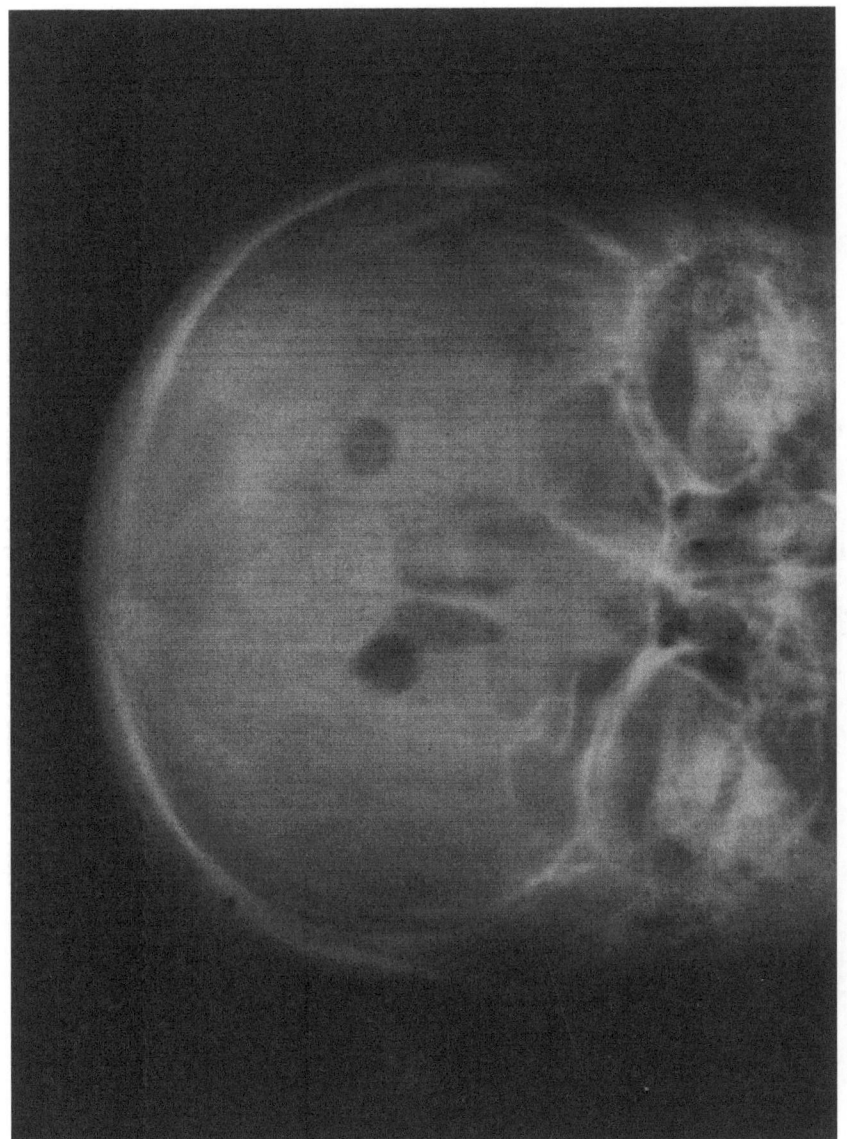

Abb. 6: Luftdarstellung der Hirnkammern 5 Tg. nach Boxhieb. Hochgradige Kompression des rechten Ventrikels durch Hirnödem

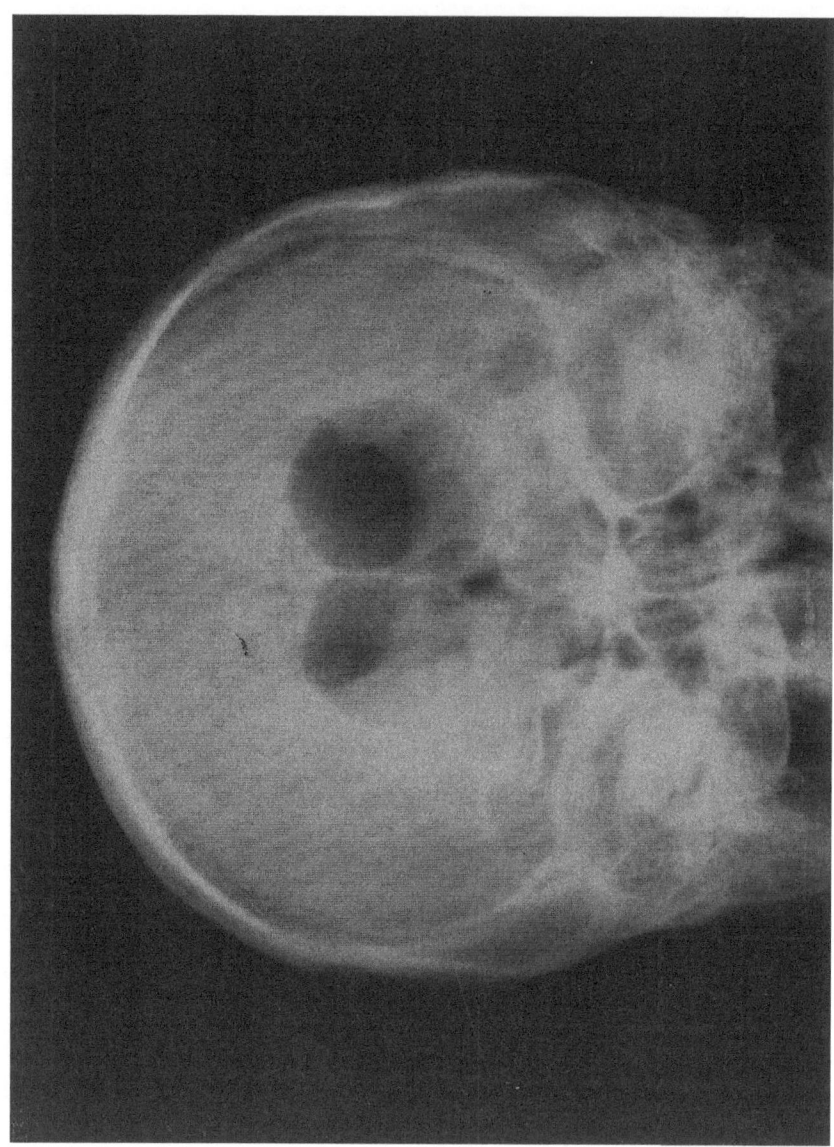

Abb. 7: Derselbe Fall wie Abb. 6, 11 Wochen nach Boxhieb

Die neuzeitliche Behandlung frischer Schädelhirnverletzungen

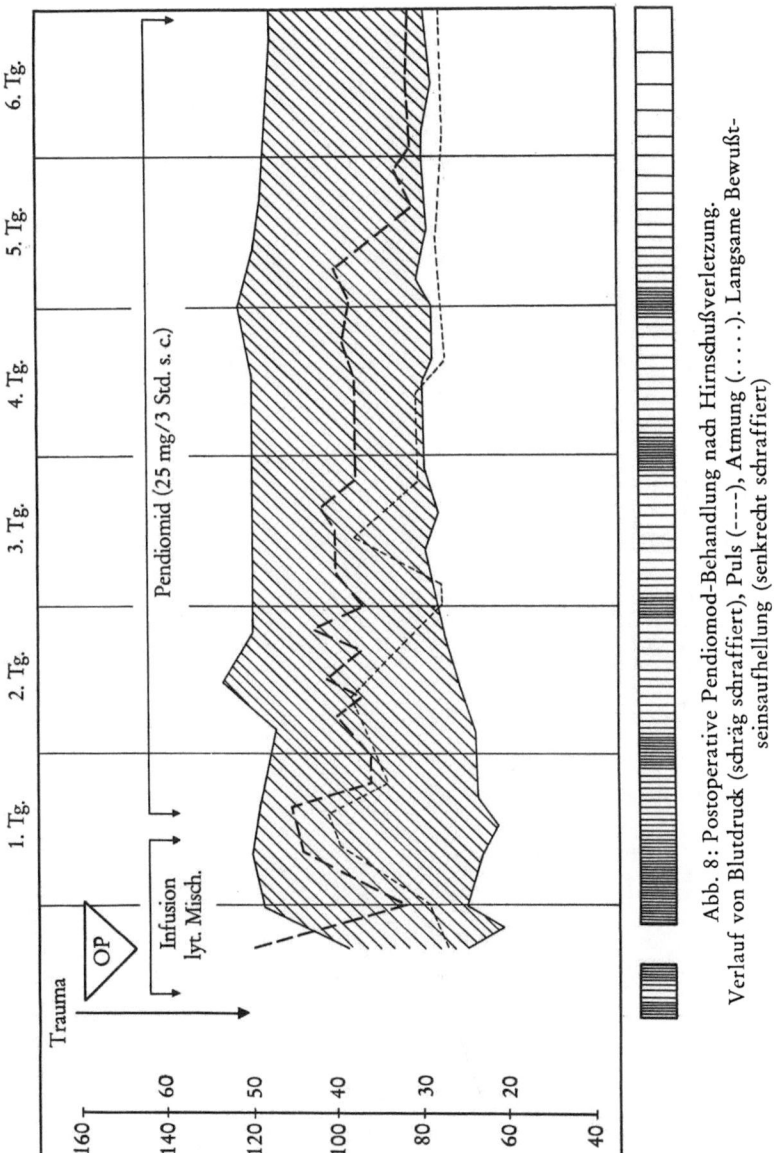

Abb. 8: Postoperative Pendiomod-Behandlung nach Hirnschußverletzung.
Verlauf von Blutdruck (schräg schraffiert), Puls (---), Atmung (·····). Langsame Bewußtseinsaufhellung (senkrecht schraffiert)

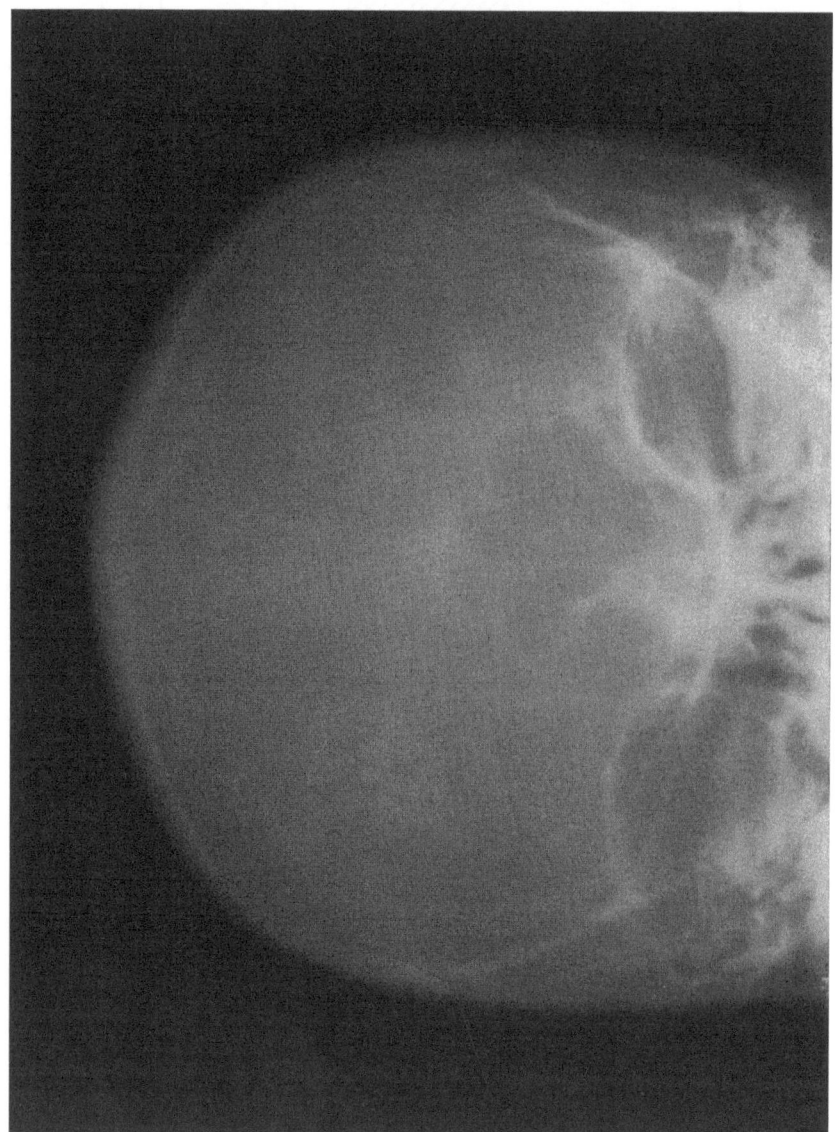

Abb. 9: Schußverletzung des rechten Stirnhirns mit Eröffnung der Seitenkammer. Splitter im Seitenventrikel (vgl. Abb. 8)

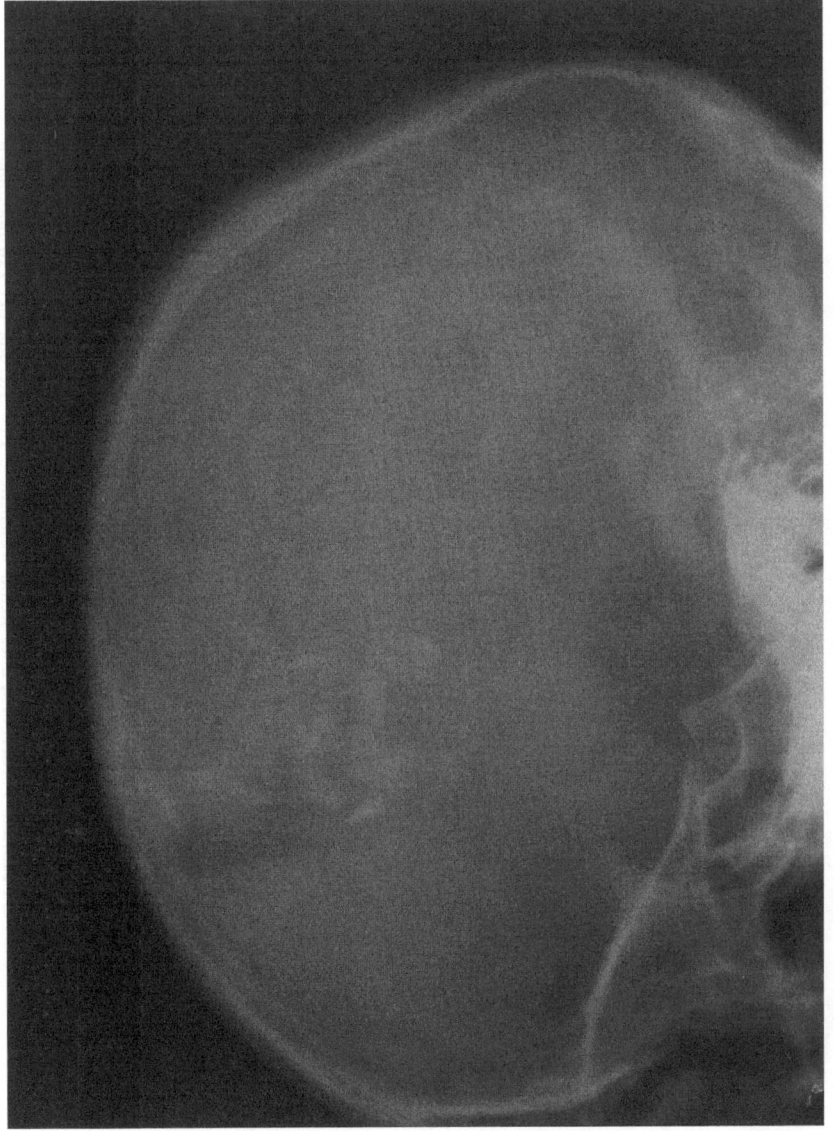

Abb. 10: Derselbe Fall wie Abb. 9 in Seitenansicht

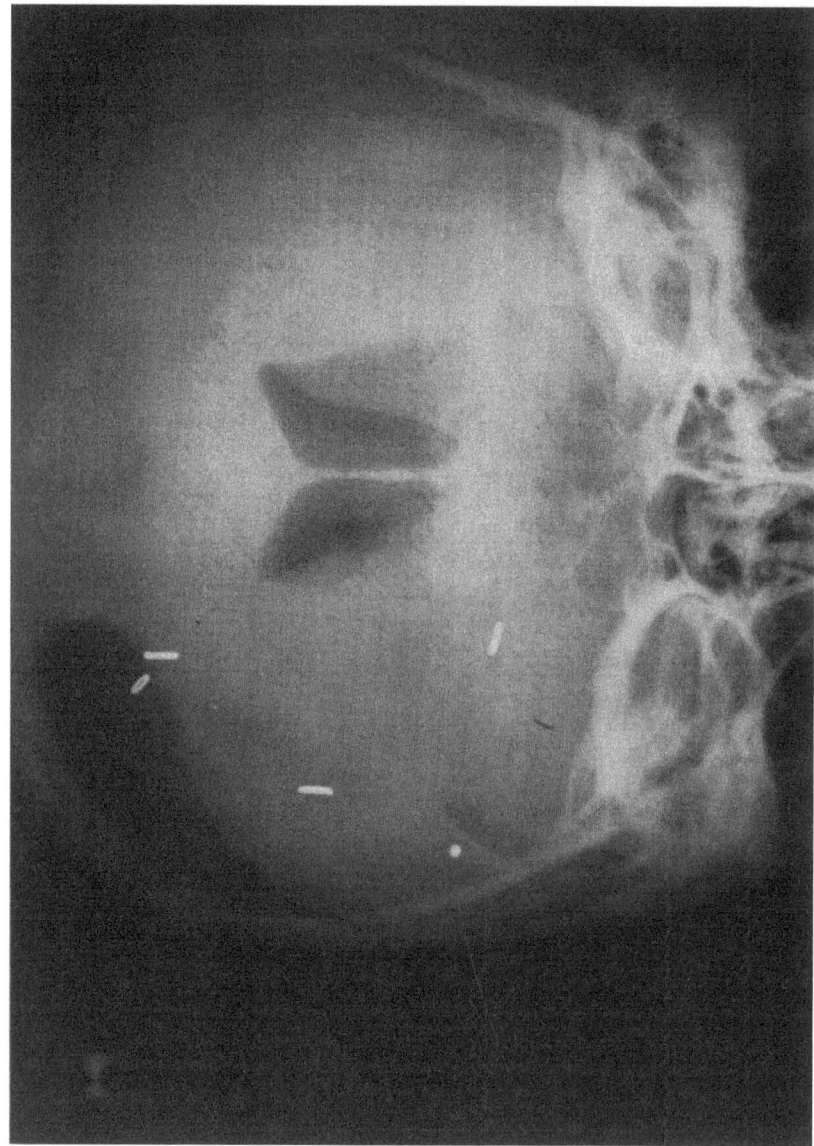

Abb. 11: Derselbe Fall wie Abb. 9 und 10. Luftdarstellung der Seitenkammern. Defekt am rechten Vorderhorn, aber keine wesentliche Erweiterung der Hirnkammern

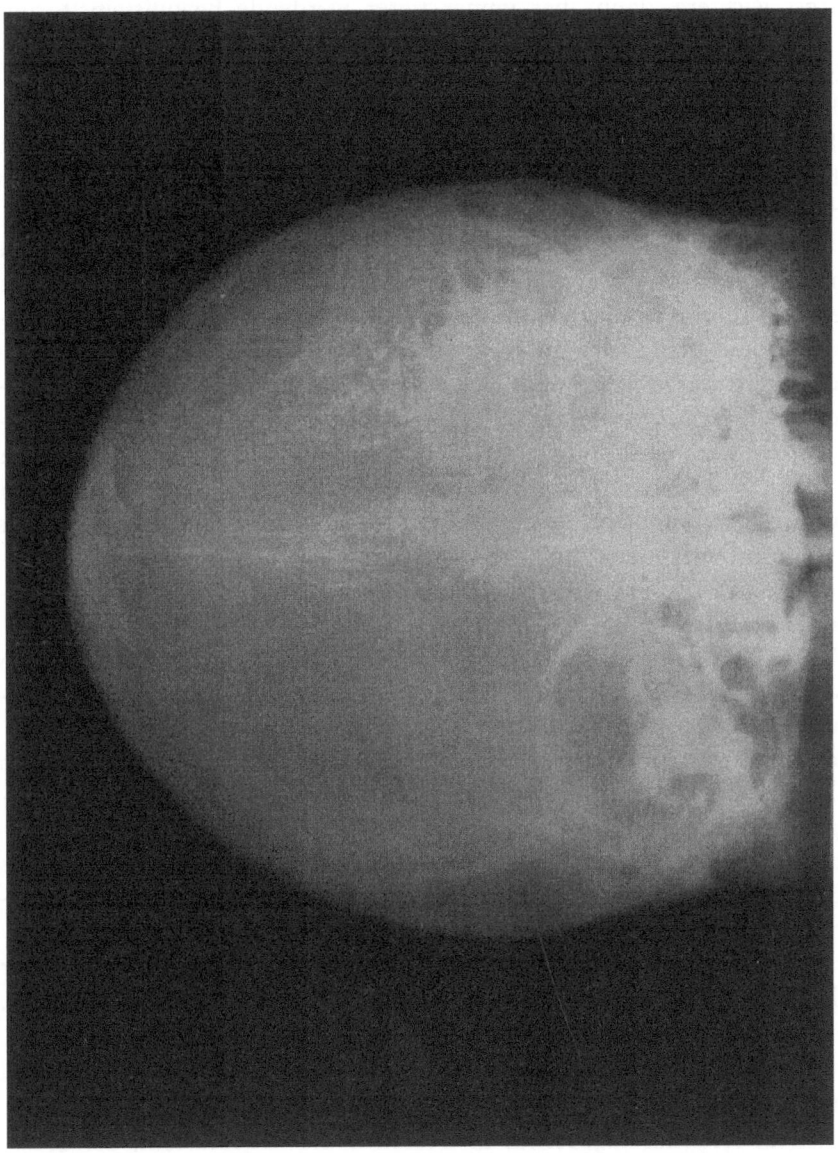

Abb. 12: Subdurales Hämatom im Angiogramm

Lehrbuchmäßig erwarten wir das epidurale Hämatom nach einem kurzen Intervall durch eine Hirndrucksteigerung angekündigt, die über eine zunächst leichtere, dann aber immer tiefer werdende Bewußtseinsstörung manifest wird. Schneidet eine Frakturlinie den Kanal der Art. meningea media, so wird man immer auf ein Hämatom gefaßt sein müssen. Diagnostisch entscheidend ist das Angiogramm, besonders in den Fällen, in denen das freie Intervall fehlt und die anfängliche Bewußtlosigkeit weiterbesteht. In diesen Fällen ist die Prognose in der Regel schlecht, d. h. sie wird nicht durch das Hämatom, sondern durch die Hirnstammläsion bestimmt.

Am häufigsten finden wir das *subdurale Hämatom*. Bei ihm ist das freie Intervall wesentlich größer. Es kann mehrere Wochen betragen, aber wir haben kein subdurales Hämatom beobachtet, das ein Intervall über 12 Wochen aufwies. Besonderes Interesse verdient die Tatsache, daß die subduralen Hämatome keineswegs nur nach schweren Schädeltraumen beobachtet werden. 53,7 % unserer 59 Hämatome hatten keine initiale Bewußtseinsstörung nach dem Trauma, 27,7 % waren eine Viertelstunde bewußtlos und je 9,3 % eine bzw. zwei Stunden. Auch eine Beziehung zwischen der Schwere des anfänglichen Verletzungsbildes und der Dauer des Intervalls ließ sich nicht auffinden. In 6 Fällen bestand kein Intervall, in 9 Fällen betrug es einige Tage, in 14 Fällen bis zu 4 Wochen, in 28 Fällen bis zu 3 Monaten. Hieraus ergibt sich ein Mittel von 5 Wochen.

Während des Intervalls war die Hälfte der Fälle völlig symptomfrei, bei der anderen Hälfte bestanden Brückensymptome meist in Form von Kopfschmerzen, Neigung zu Somnolenz, gelegentlich auch Erbrechen.

Das Einsetzen der Krankheitserscheinungen geschah in fast allen Fällen subakut, wobei die rasch zunehmende Bewußtseinsstörung stets im Vordergrund stand. Lokalsymptome sind sehr selten. Höchstens weisen Sprachstörungen oder Pyramidenzeichen und leichtere Paresen auf die Seite des Hämatoms hin. Fast immer finden wir Pupillenstörungen, die von homolateraler Verengung bis zur reaktionslosen Erweiterung fortschreiten können. Sie sind Folge einer Beeinträchtigung des N. oculomotorius in der basalen Cisterne durch eine Einklemmung von Teilen des Schläfenlappens. In mehr als der Hälfte der Fälle wurde eine Stauungspapille beobachtet. Bestand ein völlig freies Intervall, war das Kopftrauma nicht genügend eindrucksvoll, um es in der Anamnese gebührend erscheinen zu lassen, so kommen differentialdiagnostisch in Betracht: das Glioblastom, der Hirnabszeß und Metastasen. Letztere können gewöhnlich durch eine Lungenübersichtsaufnahme ausgeschlossen werden. Alles übrige klärt das Angiogramm, das den subduralen raumfordernden Prozeß von jedem intracerebralen sofort leicht abgrenzen läßt (Abb. 12). Die subduralen Hämatome können auch *doppelseitig* auftreten, wie bei 4 unserer Fälle. Fehlt im Sagittalbild des Angiogramms eine stärkere Verlagerung der Art. cer. ant. nach der anderen Seite, so müssen wir durch eine Angiographie der anderen Seite das etwaige Vorliegen eines zweiten Hämatoms klären.

Zur Behandlung des subduralen Hämatoms genügt gewöhnlich ein erweitertes Bohrloch, von dem aus die Dura geschlitzt wird, um das Hämatom entleeren zu können. Die Kapsel wird hierbei weit indiciert und mit einem Katheter ausgesaugt, später ausgespült. Dann füllen wir von lumbal her die Liquorräume mit physiologischer Kochsalzlösung auf. Der Patient wird hier schon vorher zur Operation in Seitenlage gebracht. Die Auffüllung der Liquorräume erscheint mir wichtig, da sich nicht selten Unterdruckzustände anschließen, die ein Anlegen des Gehirns an die Durainnenfläche verhindern und so zu neuer Exsudat-, wenn nicht Hämatombildung Anlaß geben können. Früher haben wir wie *Sunder-Plassmann* diese Unterdruckzustände durch Halsgrenzstrangausschaltung bekämpft. Die sofortige Auffüllung der Liquorräume, die sich beliebig wiederholen läßt, ist aber wohl die einfachere Methode. In der Regel bildet sich im Subduralraum nach der Ausräumung wieder ein Exsudat, das noch ein- oder zweimal abpunktiert werden muß. In seltenen Fällen genügt die einfache Entleerung des Hämatomsackes durch Bohrloch nicht. Dann müssen wir uns später noch zu einer osteoplastischen Trepanation entschließen, um den ganzen Sack zu exstirpieren.

Im allgemeinen darf die frühe wie spätere Prognose des subduralen Hämatoms als gut angesehen werden. Wir haben 4 Fälle verloren, vielleicht, weil diese Fälle zu spät erkannt wurden und deshalb zu spät zur Operation kamen. Das Serienangiogramm zeigt dabei meist eine erhebliche Verlangsamung der Hirndurchblutung. – Siehe *Schiefer*, Beihefte z. Zbl. Neurochir., Nr. 1, 1958.

Posttraumatische intracerebrale bzw. intraventriculäre Blutungen raumbeengenden Charakters sind recht selten. Wir haben 4 operiert, die gleichzeitig größere Blutansammlung im Subduralraum aufwiesen. Auch die subarachnoidalen Blutungen erlangen nur selten wesentlichere Bedeutung, und zwar durch Verlegung der basalen Cisternen. Hier können sie durch Tamponade die Liquorzirkulation behindern und zu einem Hydrozephalus mit Stauungspapille und erheblichen Kopfschmerzattacken führen. Nicht selten beobachtet man bei solchen Fällen eine Hypotonie beider Beine mit Babinski, also ein dem Kleinhirntumor ähnliches Bild. Durch eine rechtzeitige

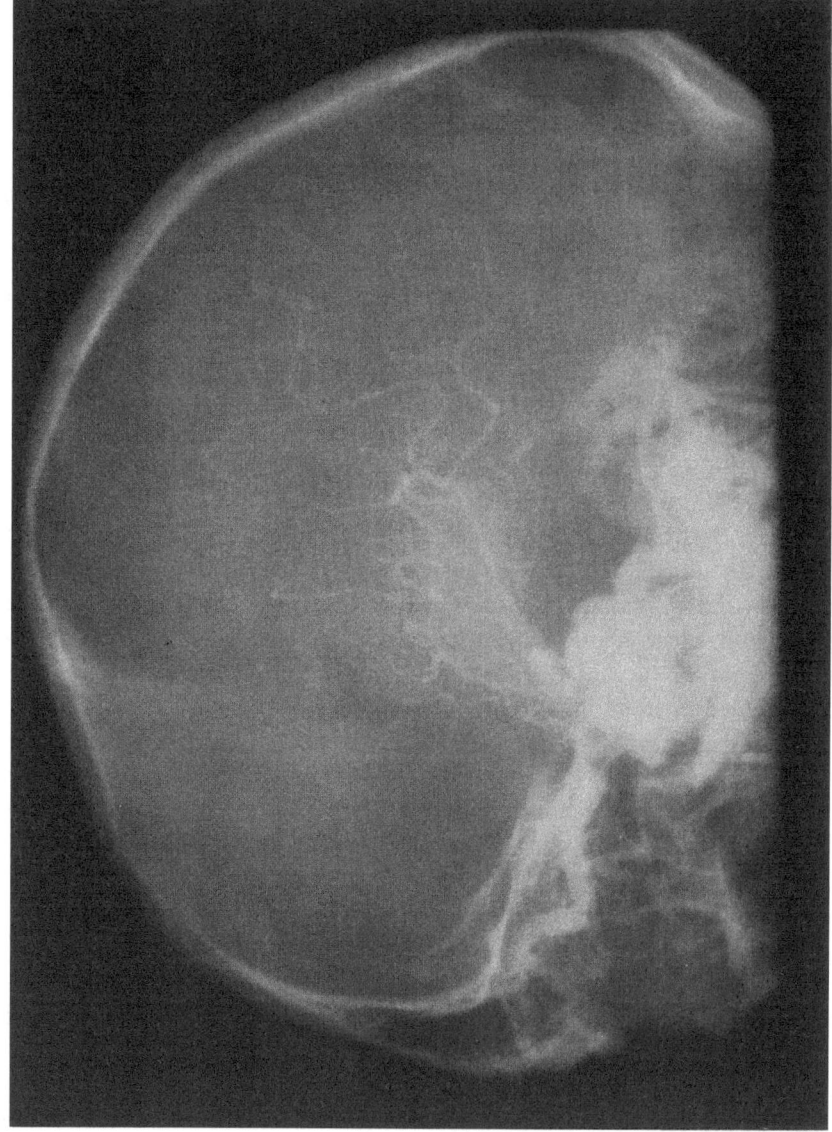

Abb. 13: Aneurysma art. ven. zwischen Art. carotis int. und Sinus cavernosus (Seitenbild)

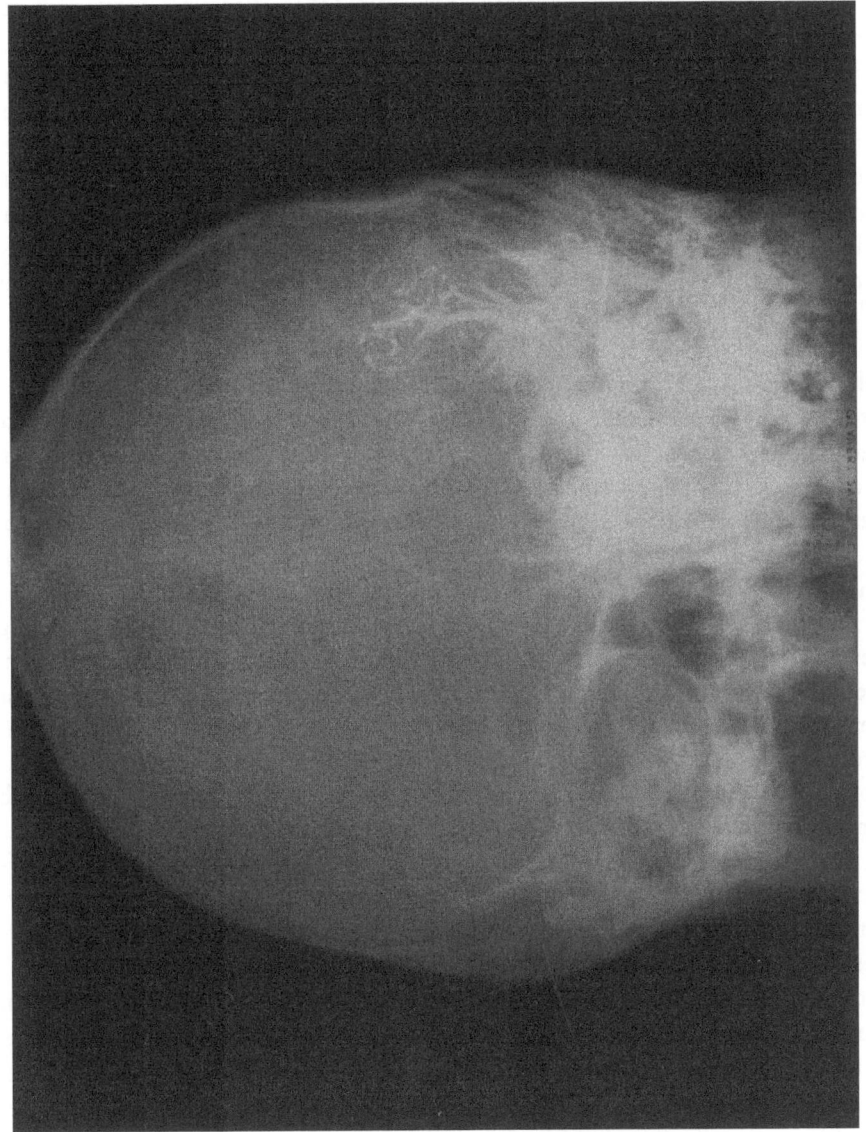

Abb. 14: Derselbe Fall wie Abb. 13 im Vorderbild

Entlastung über der hinteren Schädelgrube lassen sich solche Fälle sehr günstig beeinflussen.

Aneurysmen: Trotz ihrer relativ geringen Zahl sollten die posttraumatischen Aneurysmen noch mehr Interesse finden. Neben den weniger bedeutsamen Aneurysmen im Bereich der Art. meningea und den recht seltenen der Art. vertebralis sind es vornehmlich die Aneurysmen der Art. car. int. und des Sinus cavernosus, die unser Interesse beanspruchen müssen. Bei Brüchen des Keilbeins oder des Felsenbeins kann ein Knochensplitter durch den Sinus cavernosus hindurch die von diesem umhüllte Art. car. verletzen. Nicht immer kommt es zu einem sofortigen Einbruch des arteriellen Blutes in die Sinusräume. Dann reißt eine wandgeschädigte Carotis erst einige Tage oder Wochen nach dem Unfall.

Die Kranken klagen nach dem Erwachen aus der Bewußtlosigkeit über sehr heftige Kopfschmerzen und ein eigentümliches Sausen im Kopf. Eine Ptose und auch weitere Augenmuskelparesen können schon am ersten Tage bemerkbar werden, während der Exophthalmus pulsans und die venösen Stauungserscheinungen an Lidern und Bindehäuten frühestens nach 24 Stunden aufzutreten pflegen. Am Fundus kann eine Stauungspapille erscheinen, die ohne Behandlung bald zur Sehnervenatrophie führt. Besteht der Exophthalmus länger, so ist ein Ulcus corneae zu erwarten (Abb. 13 u. 14).

Die quälenden Gefäßgeräusche, die Kopfschmerzen und die Gefährdung des Sehvermögens machen eine möglichst baldige Behandlung dringend notwendig. Sie kann nur in einer Unterbrechung des arteriellen Blutstroms aus der Carotis bestehen. Zuvor muß man sich aber versichern, daß nach Kompression der Carotis am Hals das Gefäßgeräusch verschwindet. Fälle mit doppelseitigem Exophthalmus sind meist auch einseitig bedingt. Aber auch einen gegenseitigen Exophthalmus haben wir beobachtet. Heute haben wir in der Serienangiographie gute diagnostische Hilfsmittel, um die Kreislaufverhältnisse klarzulegen und ihnen entsprechend zu begegnen. Die Unterbindung der Art. car. führen wir zweiseitig durch, nachdem wir uns vorher durch ein Angiogramm der Gegenseite bei Kompression der homolateralen Carotis über das Vorhandensein der Kollateralen versichert haben. Zunächst wird die Carotis com. und 8 Tage später die Car. int. unterbunden. Wir erleichtern so das Ansprechen des Kollateralkreislaufs.

Liquorfisteln sehen wir nach Frakturen im Bereich der Stirnhöhle, des Siebbeins, der Keilbeinhöhle oder des Felsenbeins. Eines haben alle diese angeführten Gegenden gemeinsam, die Dura sitzt hier sehr fest auf dem Knochen, kann schwer abgelöst werden und reißt deshalb bei Frakturen immer mit ein. Unter diesen angegebenen Lokalisationen spielen für uns eine Rolle nur die Siebbeinfisteln, seltener die Stirn- oder gar Keilbeinhöhlen. Die dem Felsenbein angehörenden Fisteln heilen alle spontan aus.

Auf den ersten Blick hin nicht ganz verständlich mag das verschiedene Intervall zwischen Trauma und Liquorrhoe erscheinen. In den ersten Tagen verstopft oft ein Blutpfropf die Fistel. Später legen sich andere Gewebsmassen vor. Wichtig erscheint mir aber, sich folgendes zu vergegenwärtigen: Wenn wir diese Fälle nach Jahren operieren, so finden wir die Fistel regelmäßig zu einem ovalären Loch mit wallartigen Rändern umgebildet, d. h. hier war die Regeneration inzwischen am Werk. In anderen Fällen sehen wir dicke Narbenmassen, in denen Sequester liegen können und kleine Abszesse. Sie stellen die Fälle dar, bei denen nach langen Jahren auf ein plötzliches Niesen hin sich ein Strom Liquor aus der Nase ergoß. In beiden Fällen finden wir also keinen soliden knöchernen Verschluß der Fistel, geschweige einen verläßlichen membranösen. Diese Beobachtungen, zu denen die Erfahrungen über die Infektionsmöglichkeiten der meningealen Räume von einer Liquorfistel aus sich gesellen – von dem intracraniellen Unterdruck als Krankheitsbild ganz zu schweigen – legen eine möglichst baldige plastische Versorgung der Fistel nahe (Abb. 15). Siehe *Tönnis* u. *Frowein*, Liquorfisteln und Pneumatocelen. Ztr. Bl., Neurochir. 12: 323–347, 1952.

Damit wäre ich eigentlich am Schluß meiner Ausführungen angelangt. Aber ich glaube, daß Sie von mir als Arzt noch eine Stellungnahme zur Verhütung dieser Verletzungen hören möchten. Denn gerade der Anblick dieser schweren Verletzungen läßt ja unwillkürlich als erstes in einem die Frage nach der Verhütungsmöglichkeit solcher Fälle auftauchen und auch der dauernde Umgang mit derartig schwer verletzten Kranken stumpft das Empfinden und Mitgefühl des Arztes in keiner Weise ab, sondern läßt sein Mitverantwortungsgefühl in dieser Schicksalsfrage nur noch stärker hervortreten – leider bisher mit recht geringem Erfolg.

Welche Vorschläge kann nun der Arzt in dieser Hinsicht machen:

Hinsichtlich des Boxsportes – den ich nur streifen konnte – liegen die Verhältnisse verhältnismäßig einfach. Der Boxsport ist *die* Sportart, die eine traumatische Hirnschädigung – den K. o. – mit höchster Punktzahl bewertet. Nachfolgende Todesfälle und chronischer Hirnschwund lassen sich zahlenmäßig belegen. Demnach müßten alle zu Kopfverletzungen führenden Schläge ausgeschaltet werden. Konsequenter ging unser Nachbarland Belgien vor, das den Boxsport mit einem Verbot belegte. Gleiche Bestrebungen sind – anscheinend erfolgreich – in den skandinavischen Ländern akut.

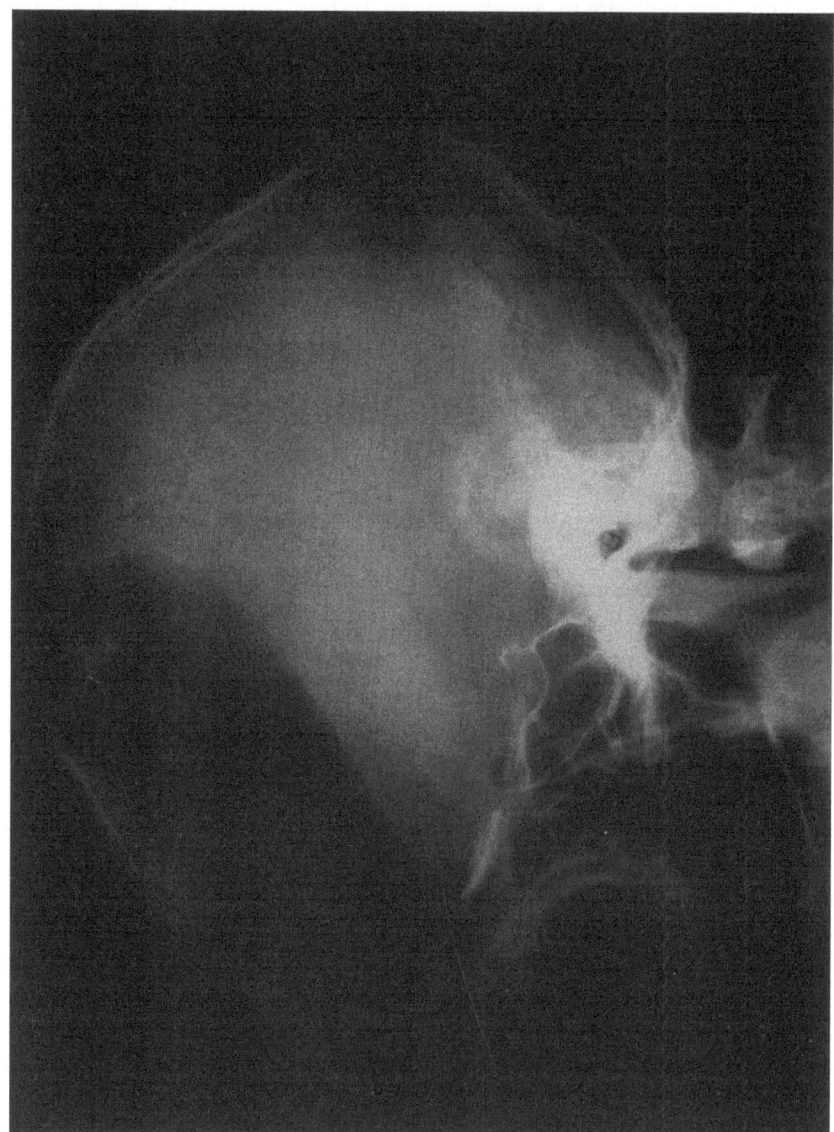

Abb. 15: Pneumatozele und Liquorfistel nach Verletzung der vorderen Schädelbasis

Für die Verkehrsunfälle bleibt natürlich die von Prof. *K. H. Bauer* in Heidelberg betonte Tatsache immer bestehen, daß nämlich auch eine noch so erfolgreiche technische Entwicklung die physiologische Reaktionszeit des Menschen nicht verkürzen kann. Hier ist also von der Natur eine Grenze gesetzt, die hinsichtlich der Geschwindigkeit als „Grundgesetz" erklärt werden sollte. Dazu kommen nun noch die ärztlichen Erfahrungen hinsichtlich „Krankheit am Steuer" und „Krankheit und Führerschein". Es war bisher – trotz eifrigster Bemühungen bei den diesbezüglichen Dienststellen – nicht möglich festzustellen, wie hoch der Anteil dieser Fahrbehinderung am Verkehrsunfall ist, einfach deshalb, weil von der Polizei hier keine Erhebungen vorgenommen werden. Dieses Problem finden wir wohl in der Literatur, aber nicht in den amtlichen Statistiken. So wird es mal so mal so bewertet. Man sollte aber doch vielleicht die Erfahrungen der Ärzte nicht so ganz unberücksichtigt lassen.

Hören Sie nur einmal folgende kurze Feststellungen aus der Sprechstunde:

Wir haben 85 Fälle gesammelt von Führerscheinbesitzern mit Krampfanfällen.

Ein 16jähriger Patient, der inzwischen Führerscheinbesitzer geworden ist, litt seit dem 14. Lebensjahr – wie auch sein Vater – an Anfällen und Dämmerzuständen. In einem derartigen epileptischen Ausnahmezustand fuhr er mit dem Rad in voller Fahrt von einer Querstraße auf die Hauptstraße, kam beim Einbiegen vor einer Straßenbahn zu Fall und wurde gleichzeitig von einem Lkw angefahren. Nicht er wurde gerichtlich belangt, sondern der Lkw-Fahrer, der Berufsfahrer war. Ihm wurde der Führerschein entzogen, da bei der Blutprobe der Alkoholgehalt eben überschritten war. – Auch bei der sofortigen stationären Aufnahme des Jungen blieb es unerkannt, daß der Unfall durch einen Anfall verursacht worden war. Seine Bewußtseinstrübung wurde auf den Unfall bezogen. Erst 2 Jahre später, als der Junge wegen seines Anfall-Leidens zu uns kam, wurde der Zusammenhang bekannt.

Sie sehen hieraus, wie schwierig es sein kann, die wirkliche Ursache eines Unfalls zu ermitteln.

Eine groteske Begebenheit, die *Deglmann* vor zwei Jahren in der „Kriegsopferversorgung" berichtet hat, möchte ich an dieser Stelle zitieren:

Der 43jährige H. bezog wegen „Schädelhirnverletzung mit Stecksplittern, linksseitiger Innenohrschwerhörigkeit, Gleichgewichtsstörungen und epilepsieähnlichen Anfällen" eine Versorgungsrente nach einer MdE um

80 v. H. Er war als Hirnverletzter anerkannt und im Besitz der Bescheinigung über die Notwendigkeit einer Begleitperson bei Eisenbahnfahrten. Gleichwohl fuhr er täglich mit dem Motorrad zur Arbeit und erlitt dabei eines Tages eine Gleichgewichtsstörung, wodurch ein Unfall verursacht wurde, der zum Verlust des linken Auges führte. H. beantragte, diesen Augenverlust als mittelbare Folge seiner Kriegsbeschädigung anzuerkennen; das wurde abgelehnt. In der dagegen eingelegten Berufung schrieb der ihn vertretende Verband wörtlich: „Wenn nun von dem Beklagten vorgebracht wird, daß der Kläger infolge seiner Hirnverletzung ein Motorrad nicht mehr fahren durfte, so erwidert der Kläger, daß er gerade wegen seiner Gesundheitsschädigung die Steuerfreiheit für sein Fahrzeug erhielt. Man hätte ihm seinerzeit, statt die Steuerfreiheit zu gewähren, den Führerschein entziehen müssen." Das schrieb der Verband.

Unter 208 hirnverletzten Führerscheininhabern seines Bereiches fanden sich laut Angaben *Deglmanns* 24, deren „Krankheitsbezeichnung ausdrücklich organische Anfälle, traumatische Epilepsie oder Anfälle von Bewußtlosigkeit" enthielt. 13 Führerscheininhaber waren infolge ihrer Hirnverletzung 100 % erwerbsgemindert, erhielten Pflegezulage und auf Antrag eine Bescheinigung, daß sie in der Bundesbahn nur zusammen mit einer kostenlos zu befördernden Begleitperson reisen können. Solche Fälle sind – wie mir mitgeteilt wurde – auch andernorts bekannt. Wir hatten einen 100 % erwerbsgeminderten Hirnverletzten mit Pflegezulage usw., der verzweifelt mit Unterstützung des Segelfliegerverbandes um seinen Segelflugzeugführerschein kämpfte. Zwischenzeitlich war er zugelassener Taxifahrer.

Angesichts dieser erschütternden Tatsachen taucht sofort wieder die Frage auf: wie läßt sich das verhüten? Man denkt zunächst an die *ärztliche Untersuchung bei Erteilung des Führerscheins*. Sie wird in Argentinien, Ägypten, Frankreich, Italien, Staat New York, Österreich, Schweden und Türkei gefordert. Keine Tauglichkeitsuntersuchungen werden verlangt in Südafrika, Deutschland, Großbritannien, Irland, Schweiz und USA. Nachuntersuchungen in bestimmten Zeitabständen ab 50. Lebensjahr werden nicht ohne Begründung gefordert. Für die Stadt Wien erklärte aber im Jahre 1954 der Wiener Chefarzt der Polizei, daß die Durchführung von Kontrolluntersuchungen allein die Neueinstellung von 34 Ärzten notwendig machen würde.

Aber noch in anderer Hinsicht kann der Arzt aus seiner beruflichen Erfahrung auf die Verhütung bzw. Minderung der Unfallfolgen einwirken.

Aus 497 Fällen haben *Walter* und *Loew* festgestellt, durch welche Teile des Autos die Kopfverletzungen hervorgerufen sind, bzw. den Grad der Schwere bei den verschiedenen Verletzungshergängen. In einer Abbildung kann ich Ihnen das Ergebnis zeigen (Abb. 16).

Derartige Hinweise müßten für die Autokonstrukteure von Wichtigkeit sein. So wurde der Vorschlag gemacht, die gefährlichsten Teile durch Polsterung mit Schaumgummi usw. zu versehen.

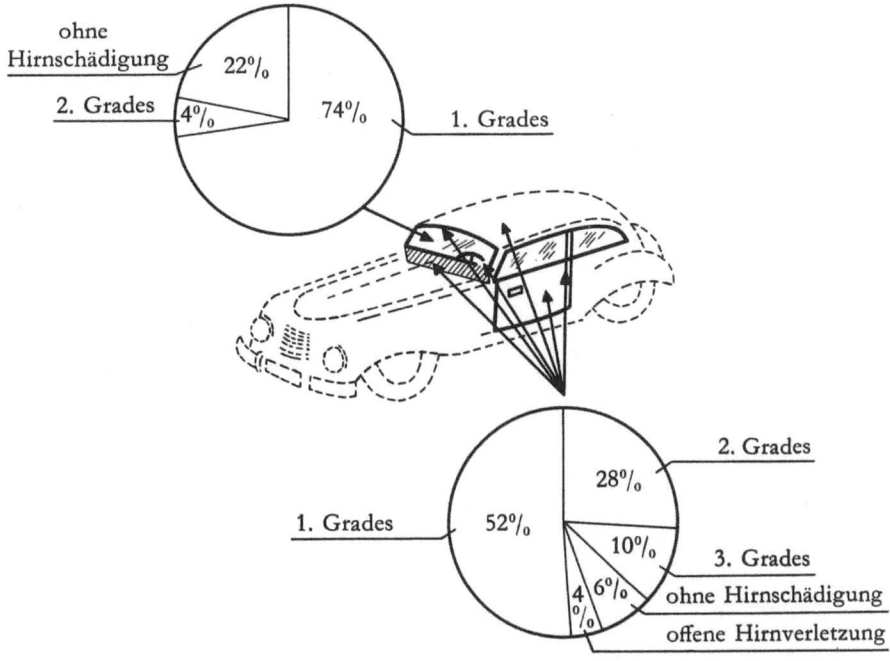

Abb. 16: Hirnschädigungen durch Anprall gegen die Windschutzscheibe bzw. gegen andere Karosserieteile

So sehr wir Ärzte uns auch in dieser oder jener Richtung um die Unfallverhütung bzw. Minderung ihrer Folgen bemühen, eines wird uns leider nicht gelingen, und zwar, den wahren und eigentlichen „Unfäller", den reizbaren und pathologisch ehrsüchtigen Psychopathen vom Steuer zu entfernen. Er ist durch Testuntersuchungen nicht zu erfassen. Ihn erkennen wir nur an seinem unbeherrschten Verhalten im Verkehr. So werden also die Fragen der Unfallverhütung und auch die Behandlung der Unfallfolgen weiterhin unsere besondere Beachtung erfordern müssen.

Diskussion

Ministerialdirigent Hermann Arnold

Ich wundere mich, daß das Wort „Sturzhelm" in dem Vortrag gar nicht gefallen ist. Er dient doch meines Erachtens dazu, schwere Verletzungen zu verhüten.

Professor Dr. med. Wilhelm Tönnis

Ich wollte auf diese Frage nicht näher eingehen. Man müßte da statistische Erhebungen zugrunde legen. Sicherlich werden – das haben wir schon mit dem Stahlhelm im ersten Weltkrieg erlebt – die Verwundungen leichterer Art, so daß die Todesfälle infolge der Verletzungen zurückgehen. Man müßte beim Sturzhelm feststellen, ob sich die Verletzungen nicht verlagert haben: vom Kopf auf die Halswirbelsäule??!

Professor Dr. med. Walter Kikuth

Wir haben festgestellt, daß nach operativen Eingriffen bei einem gewissen Prozentsatz der Patienten auch nach physischer Wiederherstellung doch psychische Dauerschäden zurückbleiben. Solche Menschen sind zwar wiederhergestellt, können aber nicht mehr als vollwertig angesehen werden.

Professor Dr. med. Wilhelm Tönnis

Das trifft sicher für einen gewissen Prozentsatz zu. Natürlich wissen wir noch nicht, wie sich diese Fälle später verhalten werden, die früher am zweiten oder dritten Tage gestorben sind infolge der Sauerstoffverarmung, der Aspiration in die Lungen, die nun über Wochen bewußtlos sind und lange Zeit hindurch künstlich beatmet werden müssen. Wie sich das später prozentual gesehen auswirkt, weiß man noch nicht.

Diskussion

Direktor Dr. phil., Dr. med. h. c. Fritz Gummert

Jemand, der jährlich erhebliche Strecken im Auto zurücklegen muß, bekommt von Freunden eine Reihe von guten Ratschlägen. Zum Beispiel empfiehlt man ihm, grundsätzlich auf den hinteren Plätzen des Wagens zu sitzen, nicht aber auf dem „gefährlichen" Platz neben dem Fahrer. Man empfiehlt ihm weiter, regelmäßig einen Gurt anzulegen, wie das im Flugzeug üblich ist. Mich würde es interessieren, was Herr Professor Tönnis auf Grund seiner Erfahrungen in dieser Hinsicht rät.

Professor Dr. med. Wilhelm Tönnis

Man kann aus den Statistiken, die wir aufgestellt haben, genau ablesen: Was ist am Türrahmen, am Fensterrahmen usw. am meisten gefährdend? Hier kann die Autoindustrie entscheidend vorbeugend mitwirken. Darüber hinaus aber wäre es das beste, die Geschwindigkeitsbegrenzung, die Beachtung der individuellen Reaktionszeit und eine viel schärfere Disziplin auf der Straße durchzuführen.

Professor Dr. med. Walter Kikuth

Es gibt verhältnismäßig wenig Ärzte, die die neuen Methoden – Anästhesie usw. – beherrschen. Deswegen müßten Schulungskurse dazu kommen.

Professor Dr. med. Wilhelm Tönnis

Man müßte vor allem auch Anschluß unmittelbar an das Rote Kreuz bekommen und junge Ärzte gewinnen, die das gelernt haben, die sofort auf der Autobahn usw. an Ort und Stelle Bluttransfusionen machen können. Derartige Versuche sind schon gemacht worden. Das müßte man mit der Chirurgischen Klinik und mit dem Roten Kreuz gemeinsam in Angriff nehmen.

Professor Dr.-Ing. Friedrich Seewald

Zu der Frage, die Herr Gummert stellte, einen kleinen Hinweis: Ähnliche Verhältnisse liegen im Flugzeug vor, wo auch infolge großer Geschwindigkeiten bei der Bodenberührung oft schwere Verletzungen eintreten. Dort hat man neben dem Anschnallgurt zunächst alle vorspringenden Kanten und harten Teile beseitigt oder durch entsprechende Polsterung unschädlich gemacht. Neuerdings sind Verkehrsgesellschaften auf

Grund statistischer Untersuchungen dazu übergegangen, die Sitze umzudrehen, so daß die Passagiere den Rücken in der Flugrichtung haben. Der Führer eines Fahrzeuges auf der Straße kann dies natürlich nicht, aber die Fahrgäste könnten es. Es hat sich herausgestellt, daß durch diese Maßnahme eine wesentliche Verminderung der schweren Verletzungen eintritt. Selbst bei Flugzeugen, die mit Geschwindigkeiten von 200 km/h und mehr auf den Boden aufschlugen, ist es schon vorgekommen, daß der größere Teil der Passagiere ohne wesentliche Verletzungen blieb.

Direktor Professor Dipl.-Ing. Rudolf Spolders

Auf den Werken gibt es Rückgratverletzungen, die durch Stöße beim Transport entstehen, insbesondere bei Fahrern von Elektrokarren, die mit Vollgummirädern versehen sind. Auch die Polsterung bei vielen Motorfahrzeugen entspricht noch nicht den neuzeitlichen Forderungen. In manchen Fällen weiß der Betreffende nicht, worauf er seine Müdigkeit usw. zurückführen soll. Die Ursache ist in diesen Fällen sehr oft die mangelhafte Federung.

Wir haben gemeinsam mit dem Max-Planck-Institut für Arbeitsphysiologie, Dortmund, und dem Institut für landwirtschaftliche Arbeitswissenschaft und Landtechnik, Bad Kreuznach, Traktorensitze herausgebracht. Obwohl wir wesentliche Verbesserungen erzielt haben, ist das Optimum noch nicht erreicht. Wir werden auf diesem Gebiet weiterarbeiten.

Staatssekretär Professor Dr. h. c. Dr. E. h. Leo Brandt

Es gibt eine bestimmte Kategorie von Menschen, die sog. Unfäller, die etwa 7 % der Kraftfahrer ausmachen, aber 40 oder 50 % der Unfälle verursachen. Wenn man diese herausfinden könnte, ginge die Unfallziffer sicher stark herunter.

Reformbedürftig dürfte das heutige Verfahren der Erteilung von Führerscheinen sein. Sie können heute nach Erwerb eines Führerscheines bis an Ihr Lebensende ein Kraftfahrzeug steuern, auch wenn Ihr Gehör, Seh- oder Reaktionsvermögen durch den Altersprozeß oder durch irgendeine Krankheit beeinträchtigt wird. Es müßte daher periodenweise eine ärztliche Untersuchung eingeführt werden, deren Abstand die Ärzte bestimmen müßten.

Ein weiterer Grund für die außerordentlich hohe Unfallziffer in Deutschland ist auch die Aufhebung der Geschwindigkeitsbegrenzung in den Städten und auf den Landstraßen. Es ist statistisch festgestellt, daß mit der Aufhebung der Geschwindigkeitsgrenze im Jahre 1952 sowohl die Zahl als auch die Schwere der Unfälle zunahmen. England und Amerika haben die Geschwindigkeitsgrenze schon lange eingeführt. Das Ergebnis ist, daß dort trotz wachsender Autozahl die Anzahl der Verkehrstoten abnimmt. Wir müssen also auch in der Bundesrepublik dazu kommen, die Geschwindigkeitsbegrenzung wieder einzuführen.

Professor Dr.-Ing. Friedrich Seewald

Ich stimme allem zu, was Sie gesagt haben, insbesondere der Behauptung, daß die Schwere der Unfälle um so geringer werden muß, je geringer die Geschwindigkeit ist, bei der sie auftreten; aber gegenüber Ihrer Versicherung, daß bei Wiedereinführung der Geschwindigkeitsbegrenzung die Unfallziffer stark absinkt, möchte ich erhebliche Zweifel äußern. Damals, als die Geschwindigkeitsbegrenzung aufgehoben wurde, trat nicht sofort eine andere Geschwindigkeitsbegrenzung an deren Stelle. Es ist daher anzunehmen, daß im allgemeinen schneller gefahren wurde und dadurch die Zahl und die Schwere der Unfälle entsprechend zugenommen hat. Mittlerweile ist aber die Geschwindigkeitsbegrenzung praktisch wieder da und zwar dadurch, daß örtliche Stellen, Gemeinden usw. alle in ihrem Bereich Geschwindigkeitsbegrenzungen eingeführt haben und zwar weitergehend, als sie vorher vorhanden waren, und auch weitergehend, als sie jemals ein Bundesgesetz wird vorschreiben können. Es gibt doch in Deutschland wohl kaum noch eine Ortsdurchfahrt, für die nicht eine Höchstgeschwindigkeit – und zwar sehr häufig übertrieben niedrige – vorgeschrieben ist. Überall stehen in den Orten Schilder „40 km", teilweise auch „25 km", dazu Überholverbote und dgl. – Ein Bundesgesetz kann kaum weitergehen, als diese örtlichen Vorschriften schon gegangen sind. Die Reserve, die man durch Einführung eines Bundesgesetzes wirksam zu machen hofft, scheint mir also gar nicht mehr vorhanden zu sein. Was aber sehr im argen liegt, das ist die Innehaltung der Verkehrsvorschriften. Es würde m. E. sehr wirkungsvoll für die Verminderung der Unfallziffern sein, wenn man für die Innehaltung der bestehenden Vorschriften sorgte.

Staatssekretär Professor Dr. h. c. Dr. E. h. Leo Brandt

Die Einführung der Geschwindigkeitsbegrenzung gibt den Polizeibeamten eine gesetzliche Handhabe zum Eingreifen; sie brauchen nicht mehr nur untätig darauf zu warten, bis sich ein Unfall ereignet. Mit Hilfe von Radargeräten, die alle vorüberfahrenden Autos photographieren und ihre Geschwindigkeit registrieren, kann man völlig objektive Unterlagen erhalten, die ein gerechtes Urteil von seiten der Richter ermöglichen.

Direktor Dr. phil., Dr. med. h. c. Fritz Gummert

Bei den Überlegungen, wie man helfen könnte, die Unfallhäufigkeit zu verringern, bleibt noch ein Wunsch offen. Wie kann es erreicht werden, daß die Lastwagen um einen halben Meter oder um einen Meter mehr nach rechts fahren? Ich glaube, es ist nicht übertrieben, wenn man sagt, daß viele Lastkraftwagenfahrer sich darum nicht kümmern, sondern regelmäßig nahezu die Mitte der Straße benutzen, so daß fast jedesmal ein Überholen ein Risiko mit sich bringt. In mehreren Fällen, in denen Lastkraftwagen rücksichtslos die Straße und Autobahn blockierten, habe ich mir die Nummer aufgeschrieben und den Lastkraftwagenbesitzern von dem Vorfall schriftlich Kenntnis gegeben. Dabei bat ich, die Fahrer nicht zu bestrafen, sie nur aufzuklären. Es war für mich interessant, daß ich in allen diesen Fällen nur sehr freundliche Antworten bekam, so daß ich den Eindruck habe, daß diese Fahrer nicht mehr den Verkehr in dem Maße gefährden wie vorher.

VERÖFFENTLICHUNGEN DER ARBEITSGEMEINSCHAFT FÜR FORSCHUNG DES LANDES NORDRHEIN-WESTFALEN

NATURWISSENSCHAFTEN

HEFT 1
Prof. Dr.-Ing. Friedrich Seewald, Aachen
Neue Entwicklungen auf dem Gebiet der Antriebsmaschinen
Prof. Dr.-Ing. Friedrich A. Schmidt, Aachen
Technischer Stand und Zukunftsaussichten der Verbrennungsmaschinen, insbesondere der Gasturbinen
Dr.-Ing. Rudolf Friedrich, Mülheim (Ruhr)
Möglichkeiten und Voraussetzungen der industriellen Verwertung der Gasturbine
1951, 52 Seiten, 15 Abb., kartoniert, DM 2,75

HEFT 2
Prof. Dr.-Ing. Wolfgang Riezler, Bonn
Probleme der Kernphysik
Prof. Dr. Fritz Micheel, Münster
Isotope als Forschungsmittel in der Chemie und Biochemie
1951, 40 Seiten, 10 Abb., kartoniert, DM 2,40

HEFT 3
Prof. Dr. Emil Lehnartz, Münster
Der Chemismus der Muskelmaschine
Prof. Dr. Gunther Lehmann, Dortmund
Physiologische Forschung als Voraussetzung der Bestgestaltung der menschlichen Arbeit
Prof. Dr. Heinrich Kraut, Dortmund
Ernährung und Leistungsfähigkeit
1951, 60 Seiten, 35 Abb., kartoniert, DM 3,50

HEFT 4
Prof. Dr. Franz Wever, Düsseldorf
Aufgaben der Eisenforschung
Prof. Dr.-Ing. Hermann Schenck, Aachen
Entwicklungslinien des deutschen Eisenhüttenwesens
Prof. Dr.-Ing. Max Haas, Aachen
Wirtschaftliche Bedeutung der Leichtmetalle und ihre Entwicklungsmöglichkeiten
1952, 60 Seiten, 20 Abb., kartoniert, DM 3,50

HEFT 5
Prof. Dr. Walter Kikuth, Düsseldorf
Virusforschung
Prof. Dr. Rolf Danneel, Bonn
Fortschritte der Krebsforschung
Prof. Dr. Dr. Werner Schulemann, Bonn
Wirtschaftliche und organisatorische Gesichtspunkte für die Verbesserung unserer Hochschulforschung.
1952, 50 Seiten, 2 Abb., kartoniert, DM 2,75

HEFT 6
Prof. Dr. Walter Weizel, Bonn
Die gegenwärtige Situation der Grundlagenforschung in der Physik
Prof. Dr. Siegfried Strugger, Münster
Das Duplikantenproblem in der Biologie
Direktor Dr. Fritz Gummert, Essen
Überlegungen zu den Faktoren Raum und Zeit im biologischen Geschehen und Möglichkeiten einer Nutzanwendung
1952, 64 Seiten, 20 Abb., kartoniert, DM 3,—

HEFT 7
Prof. Dr.-Ing. August Götte, Aachen
Steinkohle als Rohstoff und Energiequelle
Prof. Dr. Dr. E. h. Karl Ziegler, Mülheim (Ruhr)
Über Arbeiten des Max-Planck-Institutes für Kohlenforschung
1953, 66 Seiten, 4 Abb., kartoniert, DM 3,60

HEFT 8
Prof. Dr.-Ing. Wilhelm Fucks, Aachen
Die Naturwissenschaft, die Technik und der Mensch
Prof. Dr. Walter Hoffmann, Münster
Wirtschaftliche und soziologische Probleme des technischen Fortschritts
1952, 84 Seiten, 12 Abb., kartoniert, DM 4,80

HEFT 9
Prof. Dr.-Ing. Franz Bollenrath, Aachen
Zur Entwicklung warmfester Werkstoffe
Prof. Dr. Heinrich Kaiser, Dortmund
Stand spektralanalytischer Prüfverfahren und Folgerung für deutsche Verhältnisse
1952, 100 Seiten, 62 Abb., kartoniert, DM 6,—

HEFT 10
Prof. Dr. Hans Braun, Bonn
Möglichkeiten und Grenzen der Resistenzzüchtung
Prof. Dr.-Ing. Carl Heinrich Dencker, Bonn
Der Weg der Landwirtschaft von der Energieautarkie zur Fremdenergie
1952, 74 Seiten, 23 Abb., kartoniert, DM 4,30

HEFT 11
Prof. Dr.-Ing. Herwart Opitz, Aachen
Entwicklungslinien der Fertigungstechnik in der Metallbearbeitung
Prof. Dr.-Ing. Karl Krekeler, Aachen
Stand und Aussichten der schweißtechnischen Fertigungsverfahren
1952, 72 Seiten, 49 Abb., kartoniert, DM 5,—

HEFT 12
Dr. Hermann Rathert, Wuppertal-Elberfeld
Entwicklung auf dem Gebiet der Chemiefaser-Herstellung
Prof. Dr. Wilhelm Weltzien, Krefeld
Rohstoff und Veredlung in der Textilwirtschaft
1952, 84 Seiten, 29 Abb., kartoniert, DM 4,80

HEFT 13
Dr.-Ing. E. h. Karl Herz, Frankfurt a. M.
Die technischen Entwicklungstendenzen im elektrischen Nachrichtenwesen
Staatssekretär Prof. Dr. h. c. Leo Brandt, Düsseldorf
Navigation und Luftsicherung
1952, 102 Seiten, 97 Abb., kartoniert, DM 7,25

HEFT 14
Prof. Dr. Burckhardt Helferich, Bonn
Stand der Enzymchemie und ihre Bedeutung
Prof. Dr. Hugo Wilhelm Knipping, Köln
Ausschnitt aus der klinischen Carcinomforschung am Beispiel des Lungenkrebses
1952, 72 Seiten, 12 Abb., kartoniert, DM 4,30

HEFT 15
Prof. Dr. Abraham Esau †, Aachen
Ortung mit elektrischen und Ultraschallwellen in Technik und Natur
Prof. Dr.-Ing. Eugen Flegler, Aachen
Die ferromagnetischen Werkstoffe der Elektrotechnik und ihre neueste Entwicklung
1953, 84 Seiten, 25 Abb., kartoniert, DM 4,80

HEFT 16
Prof. Dr. Rudolf Seyffert, Köln
Die Problematik der Distribution
Prof. Dr. Theodor Beste, Köln
Der Leistungslohn
1952, 70 Seiten, 1 Abb., kartoniert, DM 3,50

HEFT 17
Prof. Dr.-Ing. Friedrich Seewald, Aachen
Luftfahrtforschung in Deutschland und ihre Bedeutung für die allgemeine Technik
Prof. Dr.-Ing. Edouard Houdremont, Essen
Art und Organisation der Forschung in einem Industrieforschungsinstitut der Eisenindustrie
1953, 90 Seiten, 4 Abb., kartoniert, DM 4,20

HEFT 18
Prof. Dr. Werner Schulemann, Bonn
Theorie und Praxis pharmakologischer Forschung
Prof. Dr. Wilhelm Groth, Bonn
Technische Verfahren zur Isotopentrennung
1953, 72 Seiten, 17 Abb., kartoniert, DM 4,—

HEFT 19
Dipl.-Ing. Kurt Traenckner, Essen
Entwicklungstendenzen der Gaserzeugung
1953, 26 Seiten, 12 Abb., kartoniert, DM 1,60

HEFT 20
Lw. M. Zvegintzow, London
Wissenschaftliche Forschung und die Auswertung ihrer Ergebnisse
Ziel und Tätigkeit der National Research Development Corporation
Dr. Alexander King, London
Wissenschaft und internationale Beziehungen
1954, 88 Seiten, kartoniert, DM 4,20

HEFT 21
Prof. Dr. Robert Schwarz, Aachen
Wesen und Bedeutung der Silicium-Chemie
Prof. Dr. Dr. h. c. Kurt Adler, Köln
Fortschritte in der Synthese von Kohlenstoffverbindungen.
1954, 76 Seiten, 49 Abb., kartoniert, DM 4,—

HEFT 21a
Prof. Dr. Dr. h. c. Otto Hahn, Göttingen
Die Bedeutung der Grundlagenforschung für die Wirtschaft
Prof. Dr. Siegfried Strugger, Münster
Die Erforschung des Wasser- und Nährsalztransportes im Pflanzenkörper mit Hilfe der fluoreszenzmikroskopischen Kinematographie
1953, 74 Seiten, 26 Abb., kartoniert, DM 5,—

HEFT 22
Prof. Dr. Johannes von Allesch, Göttingen
Die Bedeutung der Psychologie im öffentlichen Leben
Prof. Dr. Otto Graf, Dortmund
Triebfedern menschlicher Leistung
1953, 80 Seiten, 19 Abb., kartoniert, DM 4,—

HEFT 23
Prof. Dr. Dr. h. c. Bruno Kuske, Köln
Zur Problematik der wirtschaftswissenschaftlichen Raumforschung
Prof. Dr. Dr.-Ing. E. h. Stephan Prager, Düsseldorf
Städtebau und Landesplanung
1954, 84 Seiten, kartoniert, DM 3,50

HEFT 24
Prof. Dr. Rolf Danneel, Bonn
Über die Wirkungsweise der Erbfaktoren
Prof. Dr. Kurt Herzog, Krefeld
Bewegungsbedarf der menschlichen Gliedmaßengelenke bei der Berufsarbeit
1953, 76 Seiten, 18 Abb., kartoniert, DM 4,—

HEFT 25
Prof. Dr. Otto Haxel, Heidelberg
Energiegewinnung aus Kernprozessen
Dr.-Ing. Max Wolf, Düsseldorf
Gegenwartsprobleme der energiewirtschaftlichen Forschung
1953, 98 Seiten, 27 Abb., kartoniert, DM 5,25

HEFT 26
Prof. Dr. Friedrich Becker, Bonn
Ultrakurzwellenstrahlung aus dem Weltraum
Dr. Hans Straßl, Bonn
Bemerkenswerte Doppelsterne und das Problem der Sternentwicklung
1954, 70 Seiten, 8 Abb., kartoniert, DM 3,60

HEFT 27
Prof. Dr. Heinrich Behnke, Münster
Der Strukturwandel der Mathematik in der ersten Hälfte des 20. Jahrhunderts
Prof. Dr. Emanuel Sperner, Hamburg
Eine mathematische Analyse der Luftdruckverteilungen in großen Gebieten
1956, 96 Seiten, 12 Abb., 5 Tab., kart., DM 5,—

HEFT 28
Prof. Dr. Oskar Niemczyk, Aachen
Die Problematik gebirgsmechanischer Vorgänge im Steinkohlenbergbau
Prof. Dr. Wilhelm Ahrens, Krefeld
Die Bedeutung geologischer Forschung für die Wirtschaft, besonders in Nordrhein-Westfalen
1955, 96 Seiten, 12 Abb., kartoniert, DM 5,25

HEFT 29
Prof. Dr. Bernhard Rensch, Münster
Das Problem der Residuen bei Lernleistungen
Prof. Dr. Hermann Fink, Köln
Über Leberschäden bei der Bestimmung des biologischen Wertes verschiedener Eiweiße von Mikroorganismen
1954, 96 Seiten, 23 Abb., kartoniert, DM 5,25

HEFT 30
Prof. Dr.-Ing. Friedrich Seewald, Aachen
Forschungen auf dem Gebiete der Aerodynamik
Prof. Dr.-Ing. Karl Leist, Aachen
Einige Forschungsarbeiten aus der Gasturbinentechnik
1955, 98 Seiten, 45 Abb., kartoniert, DM 7,—

HEFT 31
Prof. Dr.-Ing. Dr. h. c. Fritz Mietzsch, Wuppertal
Chemie und wirtschaftliche Bedeutung der Sulfonamide
Prof. Dr. h. c. Gerhard Domagk, Wuppertal
Die experimentellen Grundlagen der bakteriellen Infektionen
1954, 82 Seiten, 2 Abb., kartoniert, DM 4,—

HEFT 32
Prof. Dr. Hans Braun, Bonn
Die Verschleppung von Pflanzenkrankheiten und -schädigungen über die Welt
Prof. Dr. Wilhelm Rudolf, Voldagsen
Der Beitrag von Genetik und Züchtung zur Bekämpfung von Viruskrankheiten der Nutzpflanzen
1953, 88 Seiten, 36 Abb., kartoniert, DM 5,—

HEFT 33
Prof. Dr.-Ing. Volker Aschoff, Aachen
Probleme der elektroakustischen Einkanalübertragung
Prof. Dr.-Ing. Herbert Döring, Aachen
Erzeugung und Verstärkung von Mikrowellen
1954, 74 Seiten, 23 Abb., kartoniert, DM 4,30

HEFT 34
Geheimrat Prof. Dr. Dr. Rudolf Schenck, Aachen
Bedingungen und Gang der Kohlenhydratsynthese im Licht
Prof. Dr. Emil Lehnartz, Münster
Die Endstufen des Stoffabbaues im Organismus
1954, 80 Seiten, 11 Abb., kartoniert, DM 4,20

HEFT 35
Prof. Dr.-Ing. Hermann Schenck, Aachen
Gegenwartsprobleme der Eisenindustrie in Deutschland
Prof. Dr.-Ing. Eugen Piwowarsky †, Aachen
Gelöste und ungelöste Probleme im Gießereiwesen
1954, 110 Seiten, 67 Abb., kartoniert, DM 6,50

HEFT 36
Prof. Dr. Wolfgang Riezler, Bonn
Teilchenbeschleuniger
Prof. Dr. Gerhard Schubert, Hamburg
Anwendung neuer Strahlenquellen in der Krebstherapie
1954, 104 Seiten, 43 Abb., kartoniert, DM 7,—

HEFT 37
Prof. Dr. Franz Lotze, Münster
Probleme der Gebirgsbildung
1957, 48 Seiten, 12 Abb., kartoniert, DM 2,75

HEFT 38
Dr. E. Colin Cherry, London
Kybernetik
Prof. Dr. Erich Pietsch, Clausthal-Zellerfeld
Dokumentation und mechanisches Gedächtnis — zur Frage der Ökonomie der geistigen Arbeit
1954, 108 Seiten, 31 Abb., kartoniert, DM 5,25

HEFT 39
Dr. Heinz Haase, Hamburg
Infrarot und seine technischen Anwendungen
Prof. Dr. Abraham Esau †, Aachen
Ultraschall und seine technischen Anwendungen
1955, 80 Seiten, 25 Abb., kartoniert, DM 4,80

HEFT 40
Bergassessor Fritz Lange, Bochum-Hordel
Die wirtschaftliche und soziale Bedeutung der Silikose im Bergbau
Prof. Dr. Walter Kikuth, Düsseldorf
Die Entstehung der Silikose und ihre Verhütungsmaßnahmen
1954, 120 Seiten, 40 Abb., kartoniert, DM 7,25

HEFT 40a
Prof. Dr. Eberhard Gross, Bonn
Berufskrebs und Krebsforschung
Prof. Dr. Hugo Wilhelm Knipping, Köln
Die Situation der Krebsforschung vom Standpunkt der Klinik
1955, 88 Seiten, 31 Abb., kartoniert, DM 5,—

HEFT 41
Direktor Dr.-Ing. Gustav-Victor Lachmann, London
An einer neuen Entwicklungsschwelle im Flugzeugbau
Direktor Dr.-Ing. A. Gerber, Zürich-Oerlikon
Stand der Entwicklung der Raketen- und Lenktechnik
1955, 88 Seiten, 44 Abb., kartoniert, DM 6,—

HEFT 42
Prof. Dr. Theodor Kraus, Köln
Lokalisationsphänomene und Ordnungen im Raume
Direktor Dr. Fritz Gummert, Essen
Vom Ernährungsversuchsfeld der Kohlenstoffbiologischen Forschungsstation Essen
1957, 69 Seiten, 20 Abb., kartoniert, DM 4,50

HEFT 42a
Prof. Dr. Dr. h. c. Gerhard Domagk, Wuppertal
Fortschritte auf dem Gebiet der experimentellen Krebsforschung
1954, 46 Seiten, kartoniert, DM 2,—

HEFT 43
Prof. Giovanni Lampariello, Rom
Über Leben und Werk von Heinrich Hertz
Prof. Dr. Walter Weizel, Bonn
Über das Problem der Kausalität in der Physik
1955, 76 Seiten, kartoniert, DM 3,30

HEFT 43a
Prof. Dr. José Mª Albareda, Madrid
Die Entwicklung der Forschung in Spanien
1956, 68 Seiten, 18 Abb., kartoniert, DM 4,—

HEFT 44
Prof. Dr. Burckhardt Helferich, Bonn
Über Glykoside
Prof. Dr. Fritz Micheel, Münster
Kohlenhydrat-Eiweiß-Verbindungen und ihre biochemische Bedeutung
1956, 70 Seiten, 67 Abb., kartoniert, DM 4,60

HEFT 45
Prof. Dr. John von Neumann, Princeton, USA
Entwicklung und Ausnutzung neuerer mathematischer Maschinen
Prof. Dr. Eduard Stiefel, Zürich
Rechenautomaten im Dienste der Technik mit Beispielen aus dem Züricher Institut für angewandte Mathematik
1955, 74 Seiten, 6 Abb., kartoniert, DM 3,50

HEFT 46
Prof. Dr. Wilhelm Weltzien, Krefeld
Ausblick auf die Entwicklung synthetischer Fasern
Prof. Dr. Walther Hoffmann, Münster
Wachstumsprobleme der Industriewirtschaft
in Vorbereitung

HEFT 47
Staatssekretär Prof. Dr. h. c. Leo Brandt, Düsseldorf
Die praktische Förderung der Forschung in Nordrhein-Westfalen
Prof. Dr. Ludwig Raiser, Bad Godesberg
Die Förderung der angewandten Forschung durch die Deutsche Forschungsgemeinschaft
1957, 108 Seiten, 82 Abb., kartoniert, DM 9,55

HEFT 48
Dr. Hermann Tromp, Rom
Bestandsaufnahme der Wälder der Welt als internationale und wissenschaftliche Aufgabe
Prof. Dr. Franz Heske, Schloß Reinbek
Die Wohlfahrtswirkungen des Waldes als internationales Problem
1957, 88 Seiten, kartoniert, DM 3,85

HEFT 49
Präsident Dr. Günther Böhnecke, Hamburg
Zeitfragen der Ozeanographie
Reg.-Direktor Dr. H. Gabler, Hamburg
Nautische Technik und Schiffssicherheit
1955, 120 Seiten, 49 Abb., kartoniert, DM 7,50

HEFT 50
Prof. Dr.-Ing. Friedrich A. F. Schmidt, Aachen
Probleme der Selbstzündung und Verbrennung bei der Entwicklung der Hochleistungskraftmaschinen
Prof. Dr.-Ing. A. W. Quick, Aachen
Ein Verfahren zur Untersuchung des Austauschvorganges in verwirbelten Strömungen hinter Körpern mit abgelöster Strömung
1956, 88 Seiten, 38 Abb., kartoniert, DM 6,20

HEFT 51
Direktor Dr. Johannes Pätzold, Erlangen
Therapeutische Anwendung mechanischer und elektrischer Energie
1957, 38 Seiten, 7 Abb., kartoniert, DM 2,20

HEFT 51a
Prof. Dr. Siegfried Strugger, Münster
Struktur, Entwicklungsgeschichte und Physiologie der Chloroplasten
in Vorbereitung

HEFT 52
Mr. F. A. W. Patmore, London
Der Air Registration Board und seine Aufgaben im Dienst der britischen Flugzeugindustrie
Prof. A. D. Young, Cranfield
Gestaltung der Lehrtätigkeit in der Luftfahrttechnik in Großbritannien
1956, 92 Seiten, 16 Abb., kartoniert, DM 4,65

HEFT 52a
Dr. D. C. Martin, London
Geschichte und Organisation der Royal Society
Dr. A. J. A. Roux, Südafrikanische Union
Probleme der wissenschaftlichen Forschung in der Südafrikanischen Union
1958, 64 Seiten, 9 Abb., kartoniert, DM 3,75

HEFT 53
Prof. Dr.-Ing. Georg Schnadel, Hamburg
Forschungsaufgaben zur Untersuchung der Festigkeitsprobleme im Schiffsbau
Prof. Dipl.-Ing. Wilhelm Sturtzel, Duisburg
Forschungsaufgaben zur Untersuchung der Widerstandsprobleme im Schiffsbau
1957, 54 Seiten, 13 Abb., kartoniert, DM 3,20

HEFT 53a
Prof. Giovanni Lampariello, Rom
Von Galilei zu Einstein
1956, 92 Seiten, kartoniert, DM 4,20

HEFT 54
Direktor Dr. Walter Dieminger, Lindau/Harz
Ionosphäre und drahtloser Weitverkehr
1958, 64 Seiten, 34 Abb., kartoniert, DM 5,50

HEFT 54a
Sir John Cockcroft, London
Die friedliche Anwendung der Kernenergie
1956, 42 Seiten, 26 Abb., kartoniert, DM 3,—

HEFT 55
Prof. Dr.-Ing. Fritz Schultz-Grunow, Aachen
Das Kriechen und Fließen hochzäher und plastischer Stoffe
Prof. Dr.-Ing. Hans Ebner, Aachen
Wege und Ziele der Festigkeitsforschung besonders im Hinblick auf den Leichtbau
in Vorbereitung

HEFT 56
Prof. Dr. Ernst Derra, Düsseldorf
Der Entwicklungsstand der Herzchirurgie
Prof. Dr. Gunther Lehmann, Dortmund
Muskelarbeit und Muskelermüdung in Theorie und Praxis
1956, 102 Seiten, 49 Abb., kartoniert, DM 6,90

HEFT 57
Prof. Dr. Theodor von Kármán, Pasadena
Freiheit und Organisation in der Luftfahrtforschung
Staatssekretär Prof. Dr. h. c. Leo Brandt, Düsseldorf
Bericht über den Wiederaufbau deutscher Luftfahrtforschung
in Vorbereitung

HEFT 58
Prof. Dr. Fritz Schröter, Ulm
Neue Forschungs- und Entwicklungsrichtungen im Fernsehen
Prof. Dr. Albert Narath, Berlin
Der gegenwärtige Stand der Filmtechnik
1957, 116 Seiten, 46 Abb., kartoniert, DM 6,95

HEFT 59
Prof. Dr. Richard Courant, New York
Die Bedeutung der modernen mathematischen Rechenmaschinen für mathematische Probleme der Hydrodynamik und Reaktortechnik
Prof. Dr. Ernst Peschl, Bonn
Die Rolle der komplexen Zahlen in der Mathematik und die Bedeutung der komplexen Analysis
1957, 77 Seiten, 3 Abb., kartoniert, DM 4,85

HEFT 60
Prof. Dr. Wolfgang Flaig, Braunschweig
Grundlagenforschung auf dem Gebiet des Humus und der Bodenfruchtbarkeit
Prof. Dr. Dr. Eduard Mückenhausen, Bonn
Typologische Bodenentwicklung und Bodenfruchtbarkeit
1956, 112 Seiten, 36 Abb., kartoniert, DM 11,25

HEFT 61
Prof. Dr. W. Georgii, München
Aerophysikalische Flugforschung
Dr. Klaus Oswatitsch, Aachen
Gelöste und ungelöste Probleme der Gasdynamik
1957, 64 Seiten, 35 Abb., kartoniert, DM 5,40

HEFT 62
Prof. Dr. Adolf Butenandt, Tübingen
Über die Analyse der Erbfaktorenwirkung und ihre Bedeutung für biochemische Fragestellungen
Prof. Dr. J. Straub, Köln
Quantitative Genwirkung bei Polyploiden
in Vorbereitung

HEFT 63
Prof. Dr. Oskar Morgenstern, Princeton
Der theoretische Unterbau der Wirtschaftspolitik
1957, 32 Seiten, kartoniert, DM 2,10

HEFT 64
Prof. Dr. Bernhard Rensch, Münster
Die stammesgeschichtliche Sonderstellung des Menschen
1957, 60 Seiten, 5 Abb., kartoniert, DM 2,95

HEFT 65
Prof. Dr. Wilhelm Tönnis, Köln
Die neuzeitliche Behandlung frischer Schädelhirnverletzungen
1958, 50 Seiten, 16 Abb., kartoniert

HEFT 65 a
Prof. Dr. Siegfried Strugger, Münster
Die elektronmikroskopische Darstellung der Feinstruktur des Protoplasmas mit Hilfe der Uranylmethode und die zukünftige Bedeutung dieser Methodik für die Erforschung der Strahlenwirkung
in Vorbereitung

HEFT 66
Prof. Dr. Wilhelm Fucks, Aachen
Bildliche Darstellung der Verteilung und der Bewegung von radioaktiven Substanzen im Raum, insbesondere von biologischen Objekten (Physikalischer Teil)
Prof. Dr. Hugo Wilhelm Knipping, Köln, und Oberarzt Dr. E. Liese, Köln
Bildgebung von Radioisotopenelementen im Raum bei bewegten Objekten (Herz und Lunge etc) (Medizinischer Teil)
in Vorbereitung

HEFT 67
Prof. Friedrich Paneth F. R. S., Mainz
Die Bedeutung der Isotopenforschung für geochemische und kosmochemische Probleme
Prof. Dr. J. Hans D. Jensen und Dipl.-Phys. H. A. Weidenmüller, Heidelberg
Die Nichterhaltung der Parität
1958, 64 Seiten, kartoniert, DM 3,60

HEFT 67 a
M. Le Haut Commissaire Francis Perrin
Die Verwendung der Atomenergie für industrielle Zwecke
1958, 39 Seiten, 22 Abb., kartoniert, DM 3,90

HEFT 68
Prof. Dr. Hans Lorenz, Berlin
Forschungsergebnisse auf dem Gebiete der Bodenmechanik als Wegbereiter für neue Gründungsverfahren
Prof. Dr. Georg Garbotz, Aachen
Die Bedeutung der Baumaschinen- und Baubetriebsforschung für die Praxis (Aufgaben und Ergebnisse)
in Vorbereitung

HEFT 69
M. Maurice Roy, Châtillon
Recherche aéronautique française et perspectives européennes
Prof. Dr. Alexander Naumann, Aachen
Methoden und Ergebnisse der Windkanalforschung
in Vorbereitung

HEFT 69 a
Prof. Dr. H. W. Melville, London
Die Anwendung von radioaktiven Isotopen und hoher Energiestrahlung in der polymeren Chemie
in Vorbereitung

HEFT 70
Prof. Dr. E. Justi, Braunschweig
Elektrothermische Kühlung und Heizung. Grundlagen und Möglichkeiten
Prof. Dr. Richard Vieweg, Braunschweig
Maß und Messen in Geschichte und Gegenwart
1958, 182 Seiten, 124 Abb., kartoniert, DM 15,50

HEFT 71
Prof. Dr. F. Baade, Kiel
Gesamtdeutschland und die Integration Europas
Prof. Dr. G. Schmölders, Köln
Ökonomische Verhaltensforschung
1957, 69 Seiten, kartoniert, DM 3,90

HEFT 72
Prof. Dr.-Ing Wilhelm Fucks, Aachen
Hochtemperaturplasma (Magnetohydrodynamik) und Kernfusion
Dr. Hermann Jordan, Aachen
Neutronenbremsung und Diffusion im Kernreaktor, veranschaulicht an einem Modell
in Vorbereitung

HEFT 73
Prof. Dr. A. Gustafson, Stockholm
Mutationen und Mutationsrichtung
Prof. Dr. J. Straub, Köln
Die Wirkung ionisierender Strahlung beim Mutationsprozeß
in Vorbereitung

HEFT 73 a
Staatssekretär Prof. Dr. h. c. Dr. E. h. Leo Brandt, Düsseldorf
Das Atom-Forschungszentrum des Landes Nordrhein-Westfalen
in Vorbereitung

HEFT 74
Prof. Dr.-Ing. Martin Kersten, Aachen
Neuere Versuche zur physikalischen Deutung technischer Magnetisierungsvorgänge
Professor Dr. rer.-nat. Günther Leibfried, Aachen
Zur Theorie idealer Kristalle
1958, 64 Seiten, 23 Abb., kartoniert, DM 4,50

HEFT 75
Prof. Dr. W. Klemm, Münster
Neue Wertigkeitsstufen bei den Übergangselementen
Prof. Dr.-Ing. H. Zahn, Aachen
Die Wollforschung in Chemie und Physik von heute
in Vorbereitung

HEFT 76
Prof. Dr. H. Cartan, Paris
Nicolas Bourbaki und die heutige Mathematik
Prof. Dr. H. Cramér, Stockholm
Über einige Klassen von stokastischen Prozessen und ihre Anwendung in Statistik und Versicherungstechnik
in Vorbereitung

HEFT 77
Prof. Dr. Georg Melchers, Tübingen
Die Bedeutung der Virusforschung für die moderne Genetik
Prof. Dr. Alfred Kühn, Tübingen
Über die Wirkungsweise von Erbfaktoren
in Vorbereitung

HEFT 78
Dr. Fréderic Ludwig, Scalay
Experimentelle Studien über indirekte Strahlenwirkungen (effets à distance) in bestrahlten Metazoen
Prof. A. H. W. Aten jr., Amsterdam
Die Anwendung radioaktiver Isotope in der chemischen Forschung
in Vorbereitung

HEFT 79
Prof. Dr. H. H. Inhoffen, Braunschweig
Chemische Übergänge von Gallensäuren in cancerogene Stoffe und ihre möglichen Beziehungen zum Krebsproblem
Prof. Dr. Rudolf Danneel, Bonn
Entstehung, Bau und Funktion der Mitochondrien
in Vorbereitung

HEFT 80
Prof. Dr. Max Born, Bad Pyrmont
Der Realitätsbegriff in der Physik
in Vorbereitung

HEFT 81
Prof. Dr. Joachim Wüstenberg, Gelsenkirchen
Der gegenwärtige ärztliche Standpunkt zum Problem der Beeinflussung der Gesundheit durch Luftverunreinigungen
in Vorbereitung

HEFT 82
Prof. Dr. Heinrich Kaiser, Dortmund
Fünf Jahre Arbeit des Instituts für Spektrochemie und angewandte Spektroskopie
Aufbau — Entwicklung — Ergebnisse — Pläne
Dipl.-Ing. Paul Schmidt, München
Periodisch wiederholte Zündungen durch Stoßwellen
in Vorbereitung

18 NEUE FORSCHUNGSSTELLEN
im Land Nordrhein-Westfalen
1954, 176 Seiten, 70 Abb., kartoniert, DM 10,—

JAHRESFEIER 1955
Prof. Dr. Josef Pieper, Münster
Über den Philosophie-Begriff Platons
Prof. Dr. Walter Weizel, Bonn
Die Mathematik und die physikalische Realität
1955, 62 Seiten, kartoniert, DM 2,90

JAHRESFEIER 1956
Prof. Dr. Gunther Lehmann, Dortmund
Arbeit bei hohen Temperaturen
Prof. Dr. Hans Kauffmann, Köln
Italienische Frührenaissance
1957, 58 Seiten, 12 Abb., kartoniert, DM 3,50

WISSENSCHAFT IN NOT
Staatssekretär Prof. Dr. Leo Brandt, Düsseldorf
Wissenschaft in Not
Prof. Dr. Ulrich Scheuner, Bonn
Probleme der Hochschullehrerbesoldung
Prof. Dr. Eugen Flegler, Aachen
Fragen des Hochschulhaushaltes
Prof. Dr. Siegfried Strugger, Münster
Entwicklung der Naturwissenschaften und die Frage des ständigen Etats der Institute
1957, 84 Seiten, kartoniert, DM 3,55

JAHRESFEIER 1957
Prof. Dr. Walter Kikuth, Düsseldorf
Die Infektionskrankheiten im Spiegel historischer und neuzeitlicher Betrachtungen
Prof. Dr. Josef Kroll, Köln
Der Gott Hermes
in Vorbereitung

GEISTESWISSENSCHAFTEN

HEFT 1
Prof. Dr. Werner Richter, Bonn
Die Bedeutung der Geisteswissenschaften für die Bildung unserer Zeit
Prof. Dr. Joachim Ritter, Münster
Die aristotelische Lehre vom Ursprung und Sinn der Theorie
1953, 64 Seiten, kartoniert, DM 2,90

HEFT 2
Prof. Dr. Josef Kroll, Köln
Elysium
Prof. Dr. Günther Jachmann, Köln
Die vierte Ekloge Vergils
1953, 72 Seiten, kartoniert, DM 2,90

HEFT 3
Prof. Dr. Hans Erich Stier, Münster
Die klassische Demokratie
1954, 100 Seiten, kartoniert, DM 4,50

HEFT 4
Prof. Dr. Werner Caskel, Köln
Lihyan und Lihyanisch. Sprache und Kultur eines frükarabischen Königreiches
1954, 168 Seiten, 6 Abb., kartoniert, DM 8,25

HEFT 5
Prof. Dr. Thomas Ohm, Münster
Stammesreligionen im südlichen Tanganyika-Territorium
1953, 80 Seiten, 25 Abb., kartoniert, DM 8,—

HEFT 6
Prälat Prof. Dr. Dr. h. c. Georg Schreiber, Münster
Deutsche Wissenschaftspolitik von Bismarck bis zum Atomwissenschaftler Otto Hahn
1954, 102 Seiten, 7 Abb., kartoniert, DM 5,—

HEFT 7
Prof. Dr. Walter Holtzmann, Bonn
Das mittelalterliche Imperium und die werdenden Nationen
1953, 28 Seiten, kartoniert, DM 1,30

HEFT 8
Prof. Dr. Werner Caskel, Köln
Die Bedeutung der Beduinen in der Geschichte der Araber
1954, 44 Seiten, kartoniert, DM 2,—

HEFT 9
Prälat Prof. Dr. Dr. h. c. Georg Schreiber, Münster
Irland im deutschen und abendländischen Sakralraum
1956, 128 Seiten, 20 Abb., kartoniert, DM 9,—

HEFT 10
Prof. Dr. Peter Rassow, Köln
Forschungen zur Reichsidee im 16. und 17. Jahrhundert
1955, 32 Seiten, kartoniert, DM 1,50

HEFT 11
Prof. Dr. Hans Erich Stier, Münster
Roms Aufstieg zur Weltmacht und die griechische Welt
1957, 220 Seiten, kartoniert, DM 10,20

HEFT 12
Prof. Dr. Karl Heinrich Rengstorf, Münster
Mann und Frau im Urchristentum
Prof. Dr. Hermann Conrad, Bonn
Grundprobleme einer Reform des Familienrechts
1954, 106 Seiten, kartoniert, DM 4,50

HEFT 13
Prof. Dr. Max Braubach, Bonn
Der Weg zum 20. Juli 1944
1953, 48 Seiten, kartoniert, DM 2,20

HEFT 14
Prof. Dr. Paul Hübinger, Münster
Das deutsch-französische Verhältnis und seine mittelalterlichen Grundlagen
in Vorbereitung

HEFT 15
Prof. Dr. Franz Steinbach, Bonn
Der geschichtliche Weg des wirtschaftenden Menschen in die soziale Freiheit und politische Verantwortung
1954, 76 Seiten, kartoniert, DM 2,90

HEFT 16
Prof. Dr. Josef Koch, Köln
Die Ars coniecturalis des Nikolaus von Cues
1956, 56 Seiten, 2 Abb., kartoniert, DM 2,90

HEFT 17
Prof. Dr. James Conant,
Staatsbürger und Wissenschaftler
Prof. D. Karl Heinrich Rengstorf, Münster
Antike und Christentum
1953, 48 Seiten, 2 Abb., kartoniert, DM 2,90

HEFT 18
Prof. Dr. Richard Alewyn, Köln
Klopstocks Publikum
in Vorbereitung

HEFT 19
Prof. Dr. Fritz Schalk, Köln
Das Lächerliche in der französischen Literatur des Ancien Régime
1954, 42 Seiten, kartoniert, DM 2,—

HEFT 20
Prof. Dr. Ludwig Raiser, Bad Godesberg
Rechtsfragen der Mitbestimmung
1954, 48 Seiten, kartoniert, DM 2,—

HEFT 21
Prof. D. Martin Noth, Bonn
Das Geschichtsverständnis der alttestamentlichen Apokalyptik
1953, 36 Seiten, kartoniert, DM 1,60

HEFT 22
Prof. Dr. Walter F. Schirmer, Bonn
Glück und Ende der Könige in Shakespeares Historien
1954, 32 Seiten, kartoniert, DM 1,50

HEFT 23
Prof. Dr. Günther Jachmann, Köln
Der homerische Schiffskatalog und die Ilias
erscheint als Wissenschaftliche Abhandlung

HEFT 24
Prof. Dr. Theodor Klauser, Bonn
Die römische Petrustradition im Lichte der neuen Ausgrabungen unter der Peterskirche
1956, 144 Seiten, 3 Falttafeln, 37 Abb., kartoniert, DM 9,30

HEFT 25
Prof. Dr. Hans Peters, Köln
Die Gewaltentrennung in moderner Sicht
1955, 48 Seiten, kartoniert, DM 2,20

HEFT 26
Prof. Dr. Fritz Schalk, Köln
Calderon und die Mythologie
in Vorbereitung

HEFT 27
Prof. Dr. Josef Kroll, Köln
Vom Leben geflügelter Worte
erscheint als Wissenschaftliche Abhandlung

HEFT 28
Prof. Dr. Thomas Ohm, Münster
Die Religionen in Asien
1954, 50 Seiten, 4 Abb., kartoniert, DM 5,—

HEFT 29
Prof. Dr. Johann Leo Weisgerber, Bonn
Die Ordnung der Sprache im persönlichen und öffentlichen Leben
1955, 64 Seiten, kartoniert, DM 2,90

HEFT 30
Prof. Dr. Werner Caskel, Köln
Entdeckungen in Arabien
1954, 44 Seiten, kartoniert, DM 2,—

HEFT 31
Prof. Dr. Max Braubach, Bonn
Entstehung und Entwicklung der landesgeschichtlichen Bestrebungen und historischen Vereine im Rheinland
1955, 32 Seiten, kartoniert, DM 1,60

HEFT 32
Prof. Dr. Fritz Schalk, Köln
Somnium und verwandte Wörter in den romanischen Sprachen
1955, 48 Seiten, 3 Abb., kartoniert, DM 2,50

HEFT 33
Prof. Dr. Friedrich Dessauer, Frankfurt a. M.
Erbe und Zukunft des Abendlandes
1956, 32 Seiten, kartoniert, DM 1,80

HEFT 34
Prof. Dr. Thomas Ohm, Münster
Ruhe und Frömmigkeit
1955, 128 Seiten, 30 Abb., kartoniert, DM 8,—

HEFT 35
Prof. Dr. Hermann Conrad, Bonn
Die mittelalterliche Besiedlung des deutschen Ostens und das Deutsche Recht
1955, 40 Seiten, kartoniert, DM 2,—

HEFT 36
Prof. Dr. Hans Sckommodau, Köln
Die religiösen Dichtungen Margaretes von Navarra
1955, 172 Seiten, kartoniert, DM 7,20

HEFT 37
Prof. Dr. Herbert von Einem, Bonn
Der Mainzer Kopf mit der Binde
1955, 88 Seiten, 40 Abb., kartoniert, DM 6,—

HEFT 38
Prof. Dr. Joseph Höffner, Münster
Statik und Dynamik in der scholastischen Wirtschaftsethik
1955, 48 Seiten, kartoniert, DM 2,20

HEFT 39
Prof. Dr. Fritz Schalk, Köln
Diderots Essai über Claudius und Nero
1956, 40 Seiten, kartoniert, DM 2,25

HEFT 40
Prof. Dr. Gerhard Kegel, Köln
Probleme des internationalen Enteignungs- und Währungsrechts
1956, 62 Seiten, kartoniert, DM 2,85

HEFT 41
Prof. Dr. Johann Leo Weisgerber, Bonn
Die Grenzen der Schrift — Der Kern der Rechtschreibreform
1955, 72 Seiten, kartoniert, DM 3,25

HEFT 42
Prof. Dr. Richard Alewyn, Köln
Von der Empfindsamkeit zur Romantik
in Vorbereitung

HEFT 43
Prof. Dr. Theodor Schieder, Köln
Die Probleme des Rapallo-Vertrages
1956, 108 Seiten, kartoniert, DM 4,80

HEFT 44
Prof. Dr. Andreas Rumpf, Köln
Stilphasen der spätantiken Kunst
1957, 100 Seiten, 189 Abb., kartoniert, DM 9,80

HEFT 45
Dr. Ulrich Luck, Münster
Kerygma und Tradition in der Hermeneutik Adolf Schlatters
1955, 136 Seiten, kartoniert, DM 6,15

HEFT 46
Prof. Dr. Walther Holtzmann, Rom
Das Deutsche Historische Institut in Rom
Prof. Dr. Graf Wolff von Metternich, Rom
Die Bibliotheca Hertziana und der Palazzo Zuccari
1955, 68 Seiten, 7 Abb., kartoniert, DM 3,50

HEFT 47
Prof. Dr. Harry Westermann, Münster
Person und Persönlichkeit im Zivilrecht
1957, 64 Seiten, kartoniert, DM 3,10

HEFT 48
Prof. Dr. Johann Leo Weisgerber, Bonn
Die Namen der Ubier
in Vorbereitung

HEFT 49
Prof. Dr. Friedrich Karl Schumann, Münster
Mythos und Technik
1958, 72 Seiten, kartoniert, DM 4,—

HEFT 50
Prof. D. Karl Heinrich Rengstorf, Münster
Die Anfänge des Diakonats
in Vorbereitung

HEFT 51
Prälat Prof. Dr. Dr. h. c. Georg Schreiber, Münster
Der Bergbau in Geschichte, Ethos und Sakralkultur
in Vorbereitung

HEFT 52
Prof. Dr. Hans J. Wolff, Münster
Die Rechtsgestalt der Universität
1956, 56 Seiten, kartoniert, DM 2,65

HEFT 53
Prof. Dr. Heinrich Vogt, Bonn
Schadenersatzprobleme im Verhältnis von Haftungsgrund und Schaden
in Vorbereitung

HEFT 54
Prof. Dr. Max Braubach, Bonn
Der Einmarsch der deutschen Truppen in die entmilitarisierte Zone am Rhein im März 1936. Ein Beitrag zur Vorgeschichte des zweiten Weltkrieges
1956, 48 Seiten, kartoniert, DM 2,40

HEFT 55
Prof. Dr. Herbert von Einem, Bonn
Die „Menschwerdung Christi" des Isenheimer Altars
1957, 42 Seiten, 13 Abb., kartoniert, DM 2,55

HEFT 56
Prof. Dr. Ernst Joseph Cohn, London
Der englische Gerichtstag
1956, 88 Seiten, kartoniert, DM 4,15

HEFT 57
Dr. Albert Woopen, Aachen
Die Zivilehe und der Grundsatz der Unauflöslichkeit der Ehe in der Entwicklung des italienischen Zivilrechts
1956, 88 Seiten, kartoniert, DM 4,—

HEFT 58
Prof. Dr. Karl Kerényi, Ascona
Die Herkunft der Dionysos-Religion nach dem heutigen Stand der Forschung
1956, 32 Seiten, kartoniert, DM 1,75

HEFT 59
Prof. Dr. Herbert Jankuhn, Kiel
Haithabu und der abendländische Handel nach Nordeuropa im frühen Mittelalter
in Vorbereitung

HEFT 60
Dr. Stephan Skalweit, Bonn
Edmund Burke und Frankreich
1956, 84 Seiten, kartoniert, DM 4,15

HEFT 61
Prof. Dr. Ulrich Scheuner, Bonn
Die Neutralität im heutigen Völkerrecht
in Vorbereitung

HEFT 62
Prof. Dr. Anton Moortgat, Berlin
Archäologische Forschungen der Max-Freiherr-von-Oppenheim-Stiftung im nördlichen Mesopotamien
1957, 32 Seiten, 11 Abb., kartoniert, DM 2,10

HEFT 63
Prof. Dr. Joachim Ritter, Münster
Hegel und die französische Revolution
1957, 126 Seiten, kartoniert, DM 6,60

HEFT 64
Prof. Dr. Hermann Conrad und
Prof. Dr. Carl Arnold Willemsen, Bonn
Die Konstitutionen von Melfi Friedrichs II. von Hohenstaufen (1231)
in Vorbereitung

HEFT 65
Prälat Prof. Dr. Dr. h. c. Georg Schreiber, Münster
Der Islam und das christliche Abendland
in Vorbereitung

HEFT 66
Prof. Dr. Werner Conze, Münster
Die Strukturgeschichte des technisch-industriellen Zeitalters als Aufgabe für Forschung und Unterricht
1957, 52 Seiten, kartoniert, DM 2,70

HEFT 67
Prof. Dr. Gerhard Hess, Bad Godesberg
Zur Entstehung der „Maximen" La Rochefoucaulds
1957, 44 Seiten, kartoniert, DM 2,30

HEFT 68
Prof. Dr. Fritz Schalk, Köln
Poetica de Aristoteles traducida de latin. Illustrada y commentada por Juan Pablo Martiz Rizo (erste kritische Ausgabe des spanischen Textes)
in Vorbereitung

HEFT 69
Prof. Dr. Ernst Langlotz, Bonn
Perseus. Dokumentation der Wiedergewinnung eines Meisterwerkes der griechischen Plastik
in Vorbereitung

HEFT 70
Prof. Dr. Erich Boehringer, Berlin
Der Aufbau des Deutschen Archäologischen Instituts
in Vorbereitung

HEFT 71
Dr. Josef Wintrich, Karlsruhe
Zur Problematik der Grundrechte
1957, 62 Seiten, kartoniert, DM 3,25

HEFT 72
Prof. Dr. Josef Pieper, Münster
Über den Begriff der Tradition
1957, 66 Seiten, kartoniert, DM 3,70

HEFT 73
Prof. Dr. Walter F. Schirmer, Bonn
Die frühen Darstellungen des Arthurstoffes
1958, 98 Seiten, kartoniert, DM 5,—

HEFT 74
Prof. William L. Prosser, Berkeley
Kausalzusammenhang und Fahrlässigkeit
1958, 58 Seiten, kartoniert, DM 3,40

HEFT 75
Prof. Dr. Leo Weisgerber, Bonn
Verschiebungen in der sprachlichen Einschätzung von Menschen und Sachen
erschienen 1958 als Wissenschaftliche Abhandlung, Band 2

HEFT 76
Prof. Walter H. Bruford, Cambridge
Fürstin Gallitzin und Goethe. Das Selbstvervollkommnungsideal und seine Grenzen
1957, 44 Seiten, 1 Abb., kartoniert, DM 2,60

HEFT 77
Prof. Dr. Hermann Conrad, Bonn
Die geistigen Grundlagen des Allgemeinen Landrechts für die preußischen Staaten von 1794
1958, 66 Seiten, kartoniert, DM 3,55

HEFT 78
Prof. Dr. Herbert von Einem, Bonn
Asmus Jacob Carstens, Die Nacht mit ihren Kindern
1958, 64 Seiten, 24 Abb., kartoniert, DM 5,—

HEFT 79
Prof. Dr. P. Gieseke, Bad Godesberg
Eigentum und Grundwasser
in Vorbereitung

HEFT 80
Prof. Dr. Dr. Werner Richter, Bonn
Wissenschaft und Geist in der Weimarer Republik
in Vorbereitung

HEFT 81
Prof. Dr. J. Leo Weisgerber, Bonn
Sprachenrecht und europäische Einheit
in Vorbereitung

JAHRESFEIER 1955
Prof. Dr. Josef Pieper, Münster
Über den Philosophie-Begriff Platons
Prof. Dr. Walter Weizel, Bonn
Die Mathematik und die physikalische Realität
1955, 62 Seiten, kartoniert, DM 2,90

JAHRESFEIER 1956
Prof. Dr. Gunther Lehmann, Dortmund
Arbeit bei hohen Temperaturen
Prof. Dr. Hans Kauffmann, Köln
Italienische Frührenaissance
1957, 58 Seiten, 12 Abb., kartoniert, DM 3,50

WISSENSCHAFT IN NOT
Staatssekretär Prof. Dr. Leo Brandt, Düsseldorf
Wissenschaft in Not
Prof. Dr. Ulrich Scheuner, Bonn
Probleme der Hochschullehrerbesoldung
Prof. Dr. Eugen Flegler, Aachen
Fragen des Hochschulhaushalts
Prof. Dr. Siegfried Strugger, Münster
Entwicklung der Naturwissenschaften und die Frage des ständigen Etats der Institute
1957, 84 Seiten, kartoniert, DM 3,55

JAHRESFEIER 1957
Prof. Dr. Walter Kikuth, Düsseldorf
Die Infektionskrankheiten im Spiegel historischer und neuzeitlicher Betrachtungen
Prof. Dr. Josef Kroll, Köln
Der Gott Hermes
in Vorbereitung

WISSENSCHAFTLICHE ABHANDLUNGEN

BAND 1
Dr. Wolfgang Priester, Dr. Hans Gerhard Bennewitz, Peter Lengrüßer, Bonn
Radio-Beobachtungen des ersten künstlichen Erdsatelliten
1958, 46 Seiten, 21 Abb., Ganzleinen, DM 8,50

BAND 2
Professor Dr. Leo Weisgerber, Bonn
Verschiebungen in der sprachlichen Einschätzung von Menschen und Sachen
1958, 186 Seiten, Ganzleinen DM 14,—
kartoniert DM 11,80

BAND 3
Dr. Erich Meuthen, Marburg
Die letzten Jahre des Nikolaus von Kues
1958, 346 Seiten, Ganzleinen, DM 28,—

BAND 4
Dr. Hans Georg Kirchhoff, Rommerskirchen
Die staatliche Sozialpolitik im Ruhrbergbau 1871—1914
1958, 180 Seiten, Ganzleinen DM 12,80
kartoniert DM 10,50

BAND 5
Prof. Dr. Günther Jachmann, Köln
Der homerische Schiffskatalog und die Ilias
1958, 342 Seiten, Ganzleinen DM 35,70

BAND 6
Prof. Dr. Peter Hartmann, Münster
Das Wort als Name
in Vorbereitung

BAND 7
Prof. Dr. Anton Moortgat, Berlin
Archäologische Forschungen der Max Freiherr von Oppenheim-Stiftung im nördlichen Mesopotamien 1956
in Vorbereitung

BAND 8
Dr. Wolfgang Priester und Gerhard Hergenhahn, Bonn
Bahnbestimmung von Erdsatelliten aus Doppler-Effekt-Messungen
1958, 52 Seiten, 11 Abb., Ganzleinen DM 8,—
kartoniert DM 6,20

BAND 9
Prof. Dr. Harry Westermann, Münster
Welche gesetzlichen Maßnahmen zur Luftreinhaltung und zur Verbesserung des Nachbarrechts sind erforderlich?
1958, 88 Seiten, Ganzleinen DM 8,20
kartoniert DM 6,40

Prof. Dr. Josef Kroll, Köln
Vom Leben geflügelter Worte
in Vorbereitung

Prälat Prof. Dr. Dr. h. c. Georg Schreiber, Münster
Die Wochentage im Erlebnis der Ostkirche und des christlichen Abendlandes
in Vorbereitung

Prof. Dr. Hermann Conrad und Gerd Kleinheyer
Carl Gottlieb Svarez 1746—1796. Vorträge über Recht und Staat
in Vorbereitung

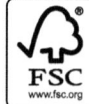

MIX
Papier aus verantwortungsvollen Quellen
Paper from responsible sources
FSC® C105338

If you have any concerns about our products,
you can contact us on
ProductSafety@springernature.com

In case Publisher is established outside the EU,
the EU authorized representative is:
Springer Nature Customer Service Center GmbH
Europaplatz 3, 69115 Heidelberg, Germany

Printed by Libri Plureos GmbH
in Hamburg, Germany